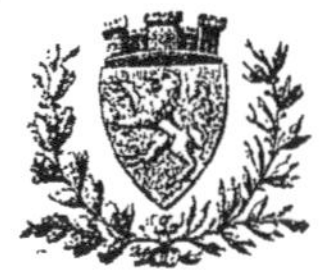

Dr JOSEPH BERTRAND

Cancer Aigu et Cancer Latent du Corps Thyroïde

LYON. — A REY

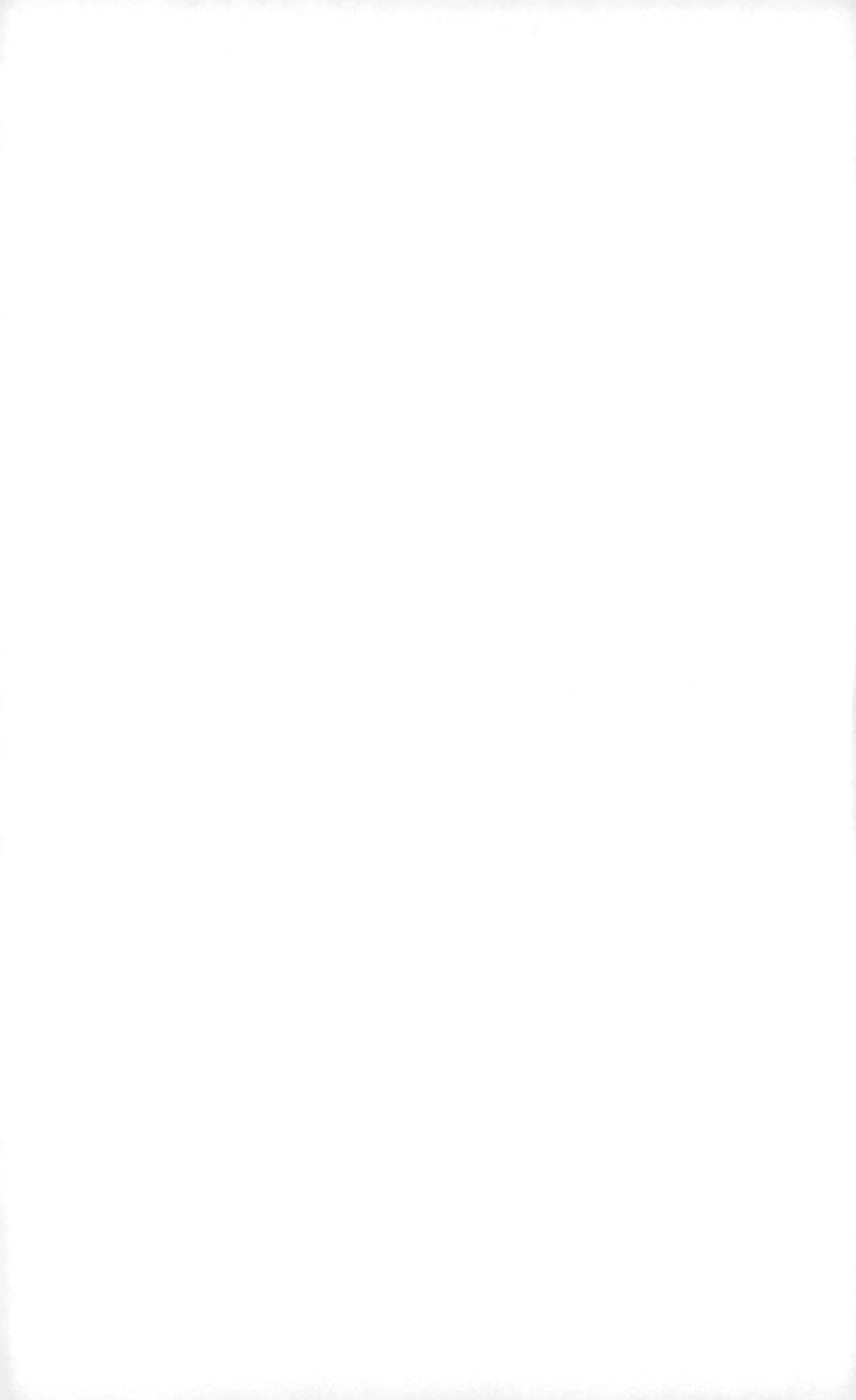

CONTRIBUTION A L'ÉTUDE

DU

CANCER AIGU ET DU CANCER LATENT

DU CORPS THYROÏDE

CONTRIBUTION A L'ÉTUDE

DU

CANCER AIGU ET DU CANCER LATENT

DU CORPS THYROÏDE

PAR

LE DR J. BERTRAND

LYON
A. REY, IMPRIMEUR DE LA FACULTÉ DE MEDECINE
4, RUE GENTIL, 4

1895

INTRODUCTION

Pendant que nous suivions l'enseignement clinique de M. le professeur Poncet, nous avons entendu maintes fois appeler l'attention sur une variété assez fréquente du cancer du corps thyroïde ; nous voulons parler d'une forme à marche particulièrement rapide, fébrile, que nous désignerons avec M. Poncet sous le nom de cancer aigu.

A cette forme à allures inflammatoires caractérisée par des troubles fonctionnels intenses et rapidement graves on peut opposer une autre variété qui contraste d'une manière frappante avec la première et qui nous a été signalée par M. le professeur Bard, il s'agit du cancer latent passant le plus souvent inaperçu pendant la vie et découvert seulement à l'autopsie.

Il nous a paru intéressant de consacrer notre thèse

inaugurale à l'étude de ces deux formes particulières encore peu étudiées jusqu'à ce jour.

Laissant de côté tout ce qui a trait à l'étiologie, à la pathogénie et à l'anatomie pathologique, questions qui ont été parfaitement mises au point dans la remarquable thèse d'Orcel[1], à laquelle, d'ailleurs, nous avons fait de nombreux emprunts, nous nous occuperons spécialement de la symptomatologie, du diagnostic différentiel, du pronostic et du traitement.

Nous devons dire que sous le nom de cancer nous comprenons toutes les tumeurs malignes du corps thyroïde sans distinction de variétés histologiques.

Nous divisons ainsi notre sujet :

1er chapitre : Du cancer aigu. Définition. Symptômes. Diagnostic différentiel. Pronostic. Traitement.
Observations.

2e chapitre : Du cancer latent. Définition. Considérations générales sur les symptômes, le pronostic et le traitement.
Observations.

Conclusions.

M. le professeur Poncet nous a inspiré l'idée première de ce travail et n'a cessé de nous aider de ses précieux conseils. Que ce maître éminent autant que sympathique

[1] Orcel, thèse de Lyon, 1889.

veuille bien accepter ici l'assurance de toute notre gratitude.

Nous remercions bien vivement M. le professeur Maurice Pollosson qui nous a fait l'honneur d'accepter la présidence de notre thèse.

Nous devons un témoignage de reconnaissance tout particulier à M. le professeur Roux, de Lausanne, qui a bien voulu nous faire profiter de sa grande expérience en nous adressant le résultat de ses nombreuses observations.

Nous n'aurions garde d'oublier M. le professeur Bard, MM. les Drs Orcel et Rivière qui nous ont communiqué des cas intéressants.

A tous nos professeurs à la Faculté, à tous nos maîtres dans les hôpitaux, nous adressons ici les humbles hommages de l'élève.

CONTRIBUTION A L'ÉTUDE

DU

CANCER AIGU ET DU CANCER LATENT

DU CORPS THYROÏDE

CHAPITRE PREMIER

Du cancer aigu.

Définition du sujet. — Tout d'abord définissons exactement ce que nous désignons avec M. le professeur Poncet sous le nom de cancer aigu de la thyroïde.

Le cancer aigu est un cancer à marche très rapide développé le plus souvent sur un goitre préexistant donnant lieu immédiatement à des symptômes graves, à des troubles fonctionnels intenses menaçants, et, signe essentiel, présentant toutes les allures d'une inflammation sinon aiguë, du moins subaiguë de la glande thyroïde, avec des températures manifestement plus élevées que dans le cancer thyroïdien ordinaire.

Le cancer aigu est une affection qui tue infailliblement et à bref délai, mais nous ne nous basons pas exclusivement sur la rapidité de l'évolution pour faire de ce cancer une forme bien tranchée; nous faisons surtout entrer en ligne de compte les allures inflammatoires et fébriles de l'affection. Un chirurgien non prévenu qui voit un de ces malades pour la première fois peut éprouver une grande hésitation pour poser un diagnostic ferme ; en général même, en raison de la marche de la maladie qui présente à première vue les symptômes d'une inflammation franche, il diagnostiquera une thyroïdite suppurée. Wölfler ne raconte-t-il pas qu'un jour Billroth incisa un sarcome croyant avoir affaire à une thyroïdite.

Ceci nous engage à exposer en détail les symptômes de cette forme particulière du cancer thyroïdien et à le différencier ensuite des affections inflammatoires du corps thyroïde.

Nous allons traiter sucessivement : 1° Les symptômes du cancer aigu ; 2° le diagnostic différentiel avec la thyroïdite ; 3° le pronostic ; 4° le traitement.

1° Symptômes.

Il est bien évident que les symptômes auxquels donne lieu le cancer aigu ne diffèrent pas essentiellement de ceux que l'on observe dans le cancer ordinaire de la glande ; cependant, certains d'entre eux se présentent avec des allures particulières et une intensité que l'on ne rencontre pas dans la forme habituelle. Ils se succèdent avec une si grande rapidité que le malade atteint de cette affection passe, en peu de temps, d'un état de santé, le plus souvent très satisfaisant, à un état immédiatement grave marqué par des accidents compromettant la vie dans le plus bref délai.

Aussi ne saurait-on trop étudier les signes qui pourront éveiller l'attention du médecin; de leur connaissance découlent des considérations pronostiques et thérapeutiques de premier ordre. Malheureusement, nous verrons au chapitre du traitement, qu'en présence de cette affection le chirurgien restera le plus souvent désarmé, trop heureux s'il peut encore par la trachéotomie d'urgence parer aux accidents menaçants d'asphyxie.

Les particularités qui différencient la forme aiguë de la forme ordinaire du cancer thyroïdien ont rapport surtout aux troubles fonctionnels et à la marche de la maladie ; les caractères extérieurs ont l'analogie la plus grande dans les deux formes ; aussi exposerons-nous brièvement ce qui les concerne pour nous étendre plus longuement sur les symptômes particuliers au cancer aigu.

Le cancer thyroïdien, on le sait, se développe de préférence sur goitre préexistant ; c'est là une donnée d'observation courante dans les pays où le goitre est à l'état endémique. Rose va jusqu'à dire que l'hypertrophie parenchymateuse et le néoplasme se trouvent presque toujours réunis. Pour M. le professeur Poncet, la coexistence existerait environ trois fois sur quatre. Si nous nous reportons aux observations publiées dans notre thèse, nous constatons que, pour le cancer aigu, la proportion serait un peu plus faible; en effet, sur 16 cas, nous en comptons 6 où il n'existait pas de goitre antérieurement. D'après ces chiffres, le cancer aigu ne se développerait donc sur un goitre antérieur que dans les deux tiers des cas environ. Mais, nous le reconnaissons, notre calcul s'appuie sur un trop petit nombre d'observations pour donner des chiffres exacts. Il reste acquis un fait certain, c'est que le cancer aigu se développe plus volontiers sur un goitre antérieur.

Le cancer aigu donne naissance à une tumeur à surface le plus souvent régulière et lisse; parfois cependant elle présente des bosselures appréciables au toucher et même à la vue et qui seraient dues dans quelques cas, d'après Rose, à la fusion des ganglions lymphatiques voisins dégénérés qu'on ne pourrait ainsi isoler de la glande envahie ; cela explique pourquoi Lebert et Thelliez, après lui, ont dit qu'il n'y avait presque jamais d'engorgement ganglionnaire dans le cancer thyroïdien. La dégénérescence cancéreuse peut envahir la glande tout entière; dans la plupart des cas cependant un seul lobe est atteint primitivement; plus tard l'isthme et l'autre lobe sont envahis souvent à leur tour. Le volume de la tumeur est bien variable ; elle peut atteindre la grosseur d'une tête de fœtus, mais cela est exceptionnel et ordinairement elle a le volume d'une grosse orange. Si on fait la mensuration du cou, on constate qu'il a une circonférence variant le plus souvent entre 40 et 50 centimètres. La consistance est en rapport avec les éléments histologiques qui entrent dans la composition de la tumeur : tantôt dure, ligneuse même, elle peut être élastique, molle. Quelquefois même on a au toucher une sensation de fluctuation en certains points : il peut s'agir là de fausse fluctuation due à des masses néoplasiques ramollies, ou de fluctuation véritable due à des cavités kystiques, ou à la suppuration de la tumeur.

Au niveau de la tumeur, la peau n'offre aucun changement de coloration notable dans la très grande majorité des cas ; quelquefois cependant elle prend une teinte rouge violacé. Primitivement mobile sur les plans sous-jacents, elle ne tarda pas à contracter des adhérences avec le néoplasme. Mais on ne constate pas là, ce qui est de règle dans le cancer du sein, le capitonnage de la peau.

Quoi qu'on ait dit, la peau peut finir par s'ulcérer et si l'on ne rencontre pas plus souvent d'ulcérations de la peau, c'est, croyons-nous, à cause de l'évolution rapide de l'affection qui emporte le malade avant que le processus ulcératif ait eu le temps de se produire.

Le plus souvent on constatera la présence, dans la région cervicale, d'un réseau sous-cutané de veines très dilatées, gorgées de sang, indice d'un trouble dans la circulation profonde; on trouvera aussi quelquefois des arborisations veineuses multiples au niveau de la poignée du sternum ce qui indiquerait d'après certains auteurs l'envahissement du médiastin.

La tumeur dans les premières semaines de son développement est mobile sur les plans profonds; elle se déplace facilement soit transversalement, soit verticalement; elle s'élève avec le larynx dans les mouvements de déglutition; plus tard des adhérences intimes se font avec les organes environnants : aussi est-il alors impossible de lui inspirer des mouvements : quelquefois même la tumeur ne suit plus l'ascension du larynx, des prolongements pouvant la fixer solidement à la colonne vertébrale.

Il en résulte du côté des organes du cou des phénomènes de compression que nous étudierons plus loin en détails, et des déformations et des déviations qu'on peut constater à la vue ou au palper.

Les muscles de la région sous-hyoïdienne, le sterno-hyoïdien, le sterno-thyroïdien sont en général distendus par la tumeur et étalés à sa surface; ils sont amincis et forment comme une nappe musculaire au-devant d'elle. Le sterno-mastoïdien, plus latéral, peut être refoulé sur les côtés ou bien il passe au-devant de la tumeur en la bridant solidement. Aussi, les mouvements de la tête sont ils, très gênés et douloureux; les malades placent la tête dans la flexion pour relâcher les muscles qui exercent une pression pénible sur la tumeur et contribuent ainsi à provoquer la dyspnée.

Que constate-t-on du côté du conduit laryngo-trachéal? Suivant que la pression s'exerce d'un seul côté, des deux côtés ou d'avant en arrière, les déplacements sont variables. Dans le premier cas, compression unilatérale, le conduit aérien est déjeté du côté opposé à la compression et forme une anse à convexité tournée en dehors; le cartilage thyroïde reconnaissable à sa crête médiane n'est plus dans l'axe vertical, il est incliné latéralement. Dans le second cas, compression bilatérale, le conduit laryngo-trachéal reste sensiblement dans sa position normale; il subit la déformation dite en fourreau de sabre; mais on ne peut le constater *de visu* ni même au palper.

Dans le troisième cas, compression d'avant en arrière, la trachée est refoulée profondément avec l'œsophage contre la colonne vertébrale.

Nous n'exposons ici que les signes qui peuvent être reconnus au lit du malade; les déviations et les modifications des organes envahis ou comprimés sont des questions d'anatomie pathologique qui ne rentrent pas dans le cadre de notre étude. Il importe cependant de bien se rendre compte des déviations trachéales qui rendent la trachéotomie d'urgence souvent si difficile à pratiquer.

Les pulsations carotidiennes du côté du lobe envahi, quelquefois appréciables au doigt explorateur ne seront souvent pas perceptibles ; en effet, la tumeur en se développant refoule le paquet vasculaire profondément ; dans quelques cas on a pu rencontrer la carotide placée superficiellement en avant de la tumeur ; c'est là un fait très exceptionnel.

De la situation de la carotide placée profondément en-dessous du lobe envahi, il résulte quelquefois des battements dans la tumeur et un mouvement d'expansion qui pourraient faire croire à un anévrisme ; un examen attentif lèvera tous les doutes.

La compression du sympathique peut donner lieu à des phénomènes qu'on ne rencontrera que rarement, car ce nerf est rarement englobé dans le néoplasme. Il s'agit alors de contraction de la pupille du côté affecté, ou bien encore les malades éprouveront des sensations anormales de chaleur dans la face et dans le cou avec rougeur des téguments et sueurs abondantes.

L'examen de l'isthme du gosier et du pharynx pourra donner dans certains cas des renseignements intéressants ; l'amygdale du côté du lobe affecté et les piliers du voile du palais peuvent être déjetés vers la ligne médiane, la luette dirigée en sens inverse de la compression.

Enfin, il ne faut jamais négliger l'examen laryngoscopique ; malheureusement, en France, du moins pour ces sortes d'affections, il est rarement pratiqué, soit qu'on n'en connaisse pas parfaitement le manuel opératoire, soit qu'on n'y attache pas d'importance. Il sera facile de vérifier ainsi l'état des cordes vocales, souvent on constatera la paralysie d'une corde vocale due à la compression du récurrent ; on pourra même dans certains cas reconnaître dans la région sous-glottique la présence d'un rétrécissement ou d'un bourgeon cancéreux faisant issue dans la lumière du conduit laryngo-trachéal.

Nous arrivons maintenant aux symptômes essentiels de l'affection qui nous occupe et nous ne craignons pas de leur donner le plus de développement possible.

Accroissement rapide de volume. — Le symptôme le premier en date est l'augmentation de volume du cou ; comme nous l'avons déjà vu, la dégénérescence cancéreuse s'empare le plus souvent d'une glande thyroïde hypertrophiée ; depuis très longtemps, 10, 15 et 20 ou même 30 ans, le malade était porteur d'un goitre plus ou moins volumineux qui s'était accru lentement, quelquefois avec des périodes de rémission, et qui finalement s'était arrêtée dans son développement. Il vivait en bonne intelligence avec sa tumeur qui ne lui causait ni gêne,ni douleurs et restait dans un état stationnaire, lorsque, sous l'influence d'un refroidissement, d'un traumatisme ou le plus souvent sans cause appréciable, brusquement la tumeur augmente de volume, et cette augmentation de volume est excessivement rapide, si rapide quelquefois qu'en quelques semaines et même en quelques jours, plusieurs de nos observations en font foi, la tumeur prend un volume double ou triple de celui qu'elle avait auparavant. Les malades sont très explicites sur ce point, car ils sont frappés de cette rapidité d'évolution pour une tumeur qui, développée très lentement, restait dans le même état depuis de longues années.

Paul Berger dans la revue d'Hayem a signalé le développement rapide des cancers thyroïdiens en général et surtout l'accroissement continu, appréciable d'une semaine à l'autre de la circonférence du cou ; en effet ce signe est souvent relevé dans les observations et cependant que d'exceptions à cette règle? Sans parler des cas de cancer latent qui font l'objet d'un chapitre de notre thèse et qui passent inaperçus par suite du non-accroissement du corps thyroïde, on rencontre souvent des cancers thyroïdiens qui évoluent lentement, grossissant progressivement et amenant tardivement des troubles fonctionnels par compression. Au contraire, dans la forme aiguë que nous décrivons, le développement rapide, l'accroissement appréciable d'une semaine à l'autre, nous le rencontrons dans toutes nos observations et ce signe même en l'absence de tous les autres, s'il est bien constaté, devra faire songer au cancer aigu.

Douleurs. — Depuis longtemps, les auteurs qui ont écrit sur le cancer thyroïdien ont attiré l'attention sur le phénomène douleur. Il s'agit de douleurs lancinantes qui, d'après Albert, seraient observées au début de l'affection; il y aurait en même temps des douleurs irradiées aux régions voisines et leur localisation serait par ordre de fréquence la région mastoïdienne, la nuque, la face, l'épaule, le bras. A. Samson, Thelliez, Nélaton, Rose, Duplay, Krishaber les signalent comme fréquentes. Après eux Boursier et Coulon en font mention. Orcel n'accorde pas une bien grande valeur diagnostique au symptôme douleur, car il ne l'a jamais rencontré bien accusé. Le professeur Roux, de Lausanne, qui a dans ces questions une compétence toute particulière a rencontré les douleurs lancinantes dans presque tous les cas qu'il a observés mais pas toujours au début de l'affection. Il semble donc bien que ce symptôme soit assez constant; il différencie nettement le cancer du goitre ordinaire qui ne donne jamais lieu à des douleurs bien caractérisées. Mais, les observateurs à notre avis n'ont pas assez nettement précisé le siège de ces douleurs; pour nous, en ce qui concerne le cancer aigu que nous étudions particulièrement, nous n'avons rencontré que bien rarement dans nos observations des douleurs spontanées localisées à la région thyroïdienne; il existe il est vrai, quelquefois des douleurs provoquées par la palpation ou la pression de la tumeur, mais les douleurs spontanées du néoplasme sont tout à fait exceptionnelles. Sur seize observations publiées dans notre travail nous ne rencontrons que cinq cas où il y avait des douleurs spontanées dans la région thyroïdienne envahie et encore dans deux cas la tumeur présentait des points en état de suppuration, au contraire nous avons trouvé plus fréquemment les douleurs irradiées aux régions voisines (huit fois sur seize observations). Pour les uns ce sont des douleurs dans la tête, à la région occipitale ou frontale, à la nuque ou au vertex; pour les autres les douleurs sont localisées, à la face, aux dents, à l'oreille, à la région mastoïdienne, plus rarement à l'épaule et au bras, quelquefois ces douleurs sont vagues, peu accusées, intermittentes; d'autres fois, elles sont très violentes, atroces même, continues avec paroxysmes surtout la nuit; elles privent le malade de tout sommeil.

Mais de l'absence du phénomène douleur, il ne faudra pas conclure qu'il ne s'agit pas de cancer aigu.

En effet nous relatons deux cas bien nets de cancer

suraigu où les douleurs n'ont pas fait leur apparition.

Nous résumons ainsi ce que nos observations permettent de constater : Dans le cancer aigu, les douleurs spontanées de la tumeur sont rarement observées; et lorsqu'elles existent, cela peut tenir à l'envahissement du néoplasme par la suppuration. Au contraire, les douleurs dans les régions voisines sont très fréquentes, mais non constantes; il y a des cas de cancer aigu qui évoluent sans aucune douleur.

Troubles de la respiration. — Dans le cancer aigu de la thyroïde les troubles respiratoires apparaissent de bonne heure et par une marche graduellement croissante arrivent rapidement à acquérir une grande intensité.

Les troubles de la respiration sont très marqués et on peut rencontrer tous les degrés de la dyspnée depuis la simple oppression jusqu'aux accès de suffocation et à l'asphyxie.

Tout d'abord, le malade en même temps qu'il voit son cou grossir éprouve un peu d'essoufflement lorsqu'il marche plus vite que d'habitude, lorsqu'il monte un escalier ou lorsqu'il se livre à un travail demandant une certaine somme d'efforts; cette gêne légère de la respiration disparaît lorsqu'il est au repos, mais cet état de choses ne dure pas longtemps. La dyspnée, d'intermittente, devient continue et tout travail pénible, toute marche un peu longue, tout effort devient impossible. La nuit, le décubitus dorsal est conservé difficilement, le malade dort assis de préférence, le sommeil est agité et souvent le malade se réveille brusquement, éprouvant une sensation d'étouffement; c'est le prélude des terribles accès de suffocation qui vont bientôt apparaître et jeter le patient dans un état très grave.

Bientôt avec les progrès du mal, cette dyspnée continue, devient violente et ne laisse pas un moment de repos au malade ; on entend une respiration bruyante aux deux temps et le cornage laryngé est souvent accompagné de tirage ; ce phénomène, dû à la tendance au vide que chaque inspiration produit dans la poitrine et à l'ascension du diaphragme, est surtout appréciable à la fossette sus-sternale, au creux épigastrique et dans les régions sus- et sous claviculaires.

C'est alors que surviennent ces accès de suffocation longs et pénibles qui sont un véritable supplice pour le malade ; après le repas, après un effort, à la suite d'une pression sur la tumeur, quelquefois sans cause appréciable et surtout la nuit pendant le décubitus dorsal, l'accès arrive brusquement. Le malade s'il est couché se met de suite sur son séant, il étouffe littéralement, il met en jeu tous les muscles inspirateurs ; l'inspiration est rude, sifflante, pénible, l'expiration prolongée et sonore, le visage est cyanosé, les veines du cou et de la face sont dilatées, l'anxiété du malade est portée à son comble et si l'accès se prolonge un peu, la mort arrive par asphyxie rapide.

Rarement le premier accès de suffocation est mortel, le malade se remet peu à peu de l'alerte qu'il vient d'avoir, la respiration reprend son cours plus ou moins agité jusqu'à ce qu'un nouvel accès vienne démontrer la gravité de la situation. Peu à peu, les accès se montrent à intervalles plus rapprochés et finalement le malade meurt par asphyxie rapide à la suite d'un accès plus violent.

Pour être conforme à la vérité, nous devons ajouter que les accès de suffocation tels què nous venons de les décrire manquent quelquefois ou ne sont pas très accusés. Les malades lorsqu'ils sont au lit ont brusquement une oppression plus marquée, une sensation d'étouffement insupportable ; le passage du décubitus horizontal à la position assise suffit alors pour enrayer l'accès de suffocation qui ne se produit pas.

Les troubles respiratoires existent pour ainsi dire constamment à tous les degrés.

Nous avons vu plus haut que la mort arrivait souvent à la suite d'un accès de suffocation : dans ces cas c'est l'irritation du pneumogastrique qui est en cause. Dans d'autres cas, les troubles respiratoires amènent la mort par un autre mécanisme. Par suite de la compression de la trachée par la tumeur ou de l'envahissement de sa lumière par un bourgeon cancéreux, il se fait peu à peu et graduellement un rétrécissement plus marqué du conduit aérien, un obstacle plus grand au passage de l'air, la dyspnée s'accroît progressivement par gêne de l'hématose et le malade au lieu de succomber subitement comme dans le premier cas, tombe dans le coma et s'éteint lentement sans grandes souffrances.

Troubles de la déglutition. — Rarement gênée dans le goitre, la déglutition est souvent troublée dans le cancer thyroïdien. Dans la forme aiguë que nous décrivons, les troubles dysphagiques se rencontrent, il est vrai, moins souvent que les troubles dyspnéiques ; ils n'en sont pas moins très fréquents et quelquefois ils prennent une importance toute particulière. Tous les degrés de dysphagie peuvent se présenter dans le cancer aïgu, depuis une gêne à peine marquée de la déglutition jusqu'à la dysphagie la plus complète.

Pour le professeur Rose de Zurich, dans le cancer thyroïdien, ce serait en général du côté de la déglutition que s'observeraient les premiers troubles fonctionnels ; Boursier, Coulon, Orcel adoptent la même opinion.

Evidemment l'œsophage, conduit musculo-membraneux de par sa structure intime, doit résister moins facilement à la compression exercée par la tumeur que la trachée formée d'anneaux cartilagineux réunis par une membrane fibreuse résistante et il semble de prime abord que les troubles dysphagiques doivent se montrer les premiers. Dans quelques cas en effet il en est ainsi et certaines de nos observations de cancer aigu mentionnent la dysphagie comme première en date. Mais nous croyons cependant que, dans le cancer thyroïdien ordinaire de même que dans la forme aiguë, il n'y a rien de fixe pour le moment d'apparition des troubles de la déglutition. Le professeur Roux, de Lausanne, dans 7 cas récents de cancer thyroïdien, a vu les troubles dysphagiques manquer 3 fois; 2 fois, ils datent seulement de quelques jours et dans les deux derniers cas ils étaient plus anciens. Ces chiffres confirment bien notre manière de voir. Dans le cancer aigu les troubles dysphagiques peuvent se montrer indifféremment à toutes les périodes de l'affection ; en général les troubles de la respiration et de la déglutition font en même temps leur apparition ; souvent même la dyspnée précède la gêne de la déglutition qui dans quelques cas fait complètement défaut. Les troubles dyspnéiques dans nos observations sont constants; au contraire nous comptons 5 cas où on ne signale pas de gêne de la déglutition.

D'ailleurs la glande thyroïde par son siège même, au-devant et sur les côtés de la trachée et du larynx est en rapport plus immédiat avec le conduit laryngo-trachéal qu'avec l'œsophage, et il n'y a rien d'étonnant à ce que les effets de la compression par une tumeur thyroïdienne se fassent sentir tout d'abord du côté de la respiration.

Voyons maintenant comment se déroulent le plus souvent les symptômes dysphagiques. Les malades s'aperçoivent un beau jour que les bouchées un peu volumineuses ne passent pas facilement, ils s'appliquent alors à mâcher les aliments, à les imprégner le plus possible de salive et à faire suivre la déglutition d'une gorgée de liquide. Plus tard les bols alimentaires plus petits sont à leur tour déglutis difficilement et souvent les malades ont des vomissements œsophagiens ; ils ont l'impression dans l'œsophage d'un obstacle mécanique à la progression des aliments. Ceux-ci arrivent quelquefois à passer en causant de la douleur. Le pain et la viande sont en général les premières substances que les malades excluent de leur alimentation Il arrive un moment où tout aliment solide doit être rejeté complètement, les malades font de vains efforts pour avaler. La dysphagie est régulièrement progressive. A ce moment-là les liquides seuls passent facilement et constituent toute l'alimentation. Enfin avec les progrès de l'affection, la déglutition des liquides elle-même est difficile et occasionne de la douleur. Dans quelques cas, mais rarement, la dysphagie devient complète, soit qu'il y ait un obstacle insurmontable au passage de tout aliment, soit qu'il y ait simplement et le plus souvent une inappétence absolue.

Ce sont là, bien entendu, de simples troubles mécaniques, la tumeur thyroïdienne comprimant le conduit œsophagien peu rigide rétrécit son calibre progressivement et les lésions qu'on rencontre à l'autopsie rendent en général bien compte des troubles dysphagiques observés pendant la vie. Orcel dans sa thèse range en trois classes les rétrécissements œsophagiens; dans la première, le rétrécissement permet le passage des liquides seuls ; dans la seconde, le passage des solides; dans la troisième, l'œsophage n'est nullement rétréci et admet parfaitement l'introduction d'une sonde œsophagienne ; dans ce dernier cas il explique les troubles dysphagiques, soit avec Albert par l'adhérence des constricteurs du pharynx à la tumeur, soit par les phénomènes de compression ou d'irritation des récurrents qui fournissent des filets aux plexus pharyngiens.

Evidemment le plus souvent, il y a un obstacle mécanique par compression de l'œsophage et dans quelques cas, à cette sténose par compression vient s'ajouter un spasme œsophagien dû à l'irritation des récurrents englobés dans la tumeur.

Les troubles dysphagiques par eux-mêmes, même lorsqu'ils sont intenses, n'ont pas la valeur pronostique des troubles respiratoires ; la dysphagie est rarement complète; les malades seront alimentés avec des liquides, et s'il y a lieu, au moyen de la sonde œsophagienne qui rendra quelquefois de grands services. Si des bourgeons cancéreux émanés de la tumeur avaient perforé l'œsophage et envahi sa lumière (ces cas-là sont très rares), les troubles de la déglutition atteindraient leur maximum, mais même dans de telles circonstances, la mort devait être rapportée soit à des troubles graves de la respiration, soit à une généralisation néoplasique rapide.

Troubles de la voix. — Les troubles de la voix sont un symptôme à peu près constant du cancer aigu ; comme importance, ils viennent en troisième ligne après les troubles respiratoires et dysphagiques.

Quelles sont en effet les conditions de production de la voix ? Pour que la voix se produise, il faut que l'air chassé par les poumons arrive librement dans le larynx, que les cordes vocales inférieures puissent se rapprocher et vibrer, enfin que la portion sus-glottique du larynx destiné au renforcement et au timbre de la voix soit capable des vibrations nécessaires. Si l'une ou l'autre de ces conditions vient à manquer, il résultera dans le mécanisme de la voix des désordres plus ou moins accentués qu'il est en général facile à l'autopsie de rapporter à leur causes premières.

Le conduit laryngo-trachéal comprimé par la tumeur subit des déviations et des déformations plus ou moins accentuées ; il se rétrécit progressivement; l'air chassé du poumon par les muscles expirateurs n'arrivera plus facilement dans le larynx, d'où troubles dans la production de la voix ; si le conduit aérien est envahi par des bourgeons néoplasiques, la voix sera encore plus attérée, surtout si des prolongements viennent s'interposer entre les lèvres de la glotte : dans ce cas-là, les cordes vocales ne peuvent plus se rapprocher, ni vibrer. Dans d'autres cas, les troubles phonétiques sont dus à la compression, à l'irritation ou à la destruction du nerf récurrent englobé dans la tumeur ; suivant les circonstances, on constatera une contracture ou une paralysie des cordes vocales.

Les troubles de la voix sont assez précoces ; quelquefois cependant, ils ne se montrent que tardivement ou même plus rarement, ils peuvent faire complètement défaut. En général, les malades ont une voix rauque, étouffée, le timbre en est grave ; elle est est parfois entrecoupée par des mouvements inspiratoires très pénibles. Ces troubles vont en augmentant d'intensité et l'aphonie complète peut en résulter.

Nous signalerons encore comme troubles de moindre importance, la toux et l'expectoration.

La toux, légère le plus souvent, quelquefois forte et fréquente ne se rencontre que rarement dans nos observations ; elle peut revêtir le forme de quintes pénibles. Elle peut être provoquée dans bon nombre de cas par la palpation de la tumeur. La congestion habituelle des cordes vocales constatée par Türck, un certain degré d'inflammation de la trachée relevée dans nos autopsies suffisent à expliquer la toux, l'enrouement et la dyspnée.

Outre l'expectoration muco-purulente et sanglante qui indiquerait l'issue du néoplasme dans la trachée (Lebert), outre l'expectoration qui se rencontrerait dans le cas de noyaux métastatiques pulmonaires (Krishaber), on peut trouver en dehors de ces conditions quelques observations où les malades accusent une expectoration légère, muqueuse, apparaissant assez tardivement et due probablement à une trachéite concomitante.

Envahissement des ganglions lymphatiques. — L'envahissement des ganglions lymphathiques par le tissu néoplasique est un autre symptôme important du cancer aigu ; à l'encontre de Lebert, de Thelliez qui prétendaient qu'il n'y a presque jamais d'engorgement ganglionnaire dans les cancers thyroïdiens, nous nous rangeons au contraire à l'avis d'Orcel que le non-engorgement est une exception et l'engorgement la règle. Dans le cancer aigu qui nous occupe, les ganglions sont très souvent envahis ; malheureusement, Rose l'a déjà signalé depuis longtemps, ils ne peuvent toujours être distingués de la tumeur ; ils font corps avec elle; ils lui adhèrent souvent si intimement que même à l'autopsie il n'est pas facile de déterminer ce qui appartient à la glande ou ce qui appartient aux ganglions.

Les nombreux ganglions de la région sont infiltrés par le tissu cancéreux ; dans les premiers temps de l'affection, ils donnent par le toucher la sensation de petites billes indolores, de nombre et de volume variables, quelquefois de la grosseur d'une noix, roulant sous la peau normale; ils se rencontrent avec ces caractères surtout à la périphérie de la tumeur, où ils prennent quelquefois la disposition en chapelet le long des vaisseaux carotidiens. Avec les progrès du mal, ils deviennent adhérents aux tissus voisins et à la tumeur et se réunissent entre eux pour former des masses irrégulières qui à la coupe présentent tous les caractères macroscopiques de la tumeur principale, et qui à l'examen histologique reproduisent la disposition du cancer thyroïdien.

Si pendant la vie on ne peut souvent pas distinguer les ganglions engorgés, ce n'est que bien rarement, exceptionnellement même, qu'à l'autopsie on ne découvre pas de ganglions dégénérés. Sur les 16 cas que nous rapportons, 9 fois l'autopsie a été faite; une seule fois seulement on n'a pas trouvé de ganglions infiltrés. Pendant la vie, dans plus de la moitié des cas, ils sont perceptibles par le palper.

Outre les ganglions avoisinant immédiatement la tumeur, on en trouvera quelquefois dans le creux sus-claviculaire dans l'aisselle, plus rarement dans l'aine ; il sera facile par le palper d'en constater la présence, et cette constatation sera d'un grand poids pour établir un diagnostic ferme. A l'autopsie, on trouvera souvent les ganglions bronchiques et médiastinaux dégénérés.

Généralisation à distance. — Noyaux métastatiques. — Le cancer thyroïdien à forme aiguë donne rapidement lieu à la généralisation ; il semble qu'il s'agit ici d'une intoxication néoplasique rapide. Dans des cas où la durée de l'affection n'a pas dépassé six semaines, on a trouvé des noyaux métastatiques multiples dans différents viscères ; la dissémination de la tumeur débute évidemment quelquefois aussitôt après son apparition. Les organes qui sont le plus souvent envahis par la généralisation sont, d'après nos observations, les poumons et les plèvres, le foie et les reins. Nous rapportons nos observations où l'autopsie fit découvrir la présence de noyaux secondaires dans le cœur. Les auteurs signalent les métastases osseuses comme fréquentes; nous n'en rapportons pas d'exemples dans nos observations de cancer aigu.

Le cadre de notre thèse ne comporte pas une étude anatomo-pathologique et cependant nous devons expliquer en quelques mots le mécanisme et les conditions de cette généralisation rapide.

M. le professeur Bard a bien établi que le transport d'une cellule constituante d'une tumeur primitive est la condition nécessaire des noyaux secondaires, et ces derniers proviennent uniquement de la germination des cellules transportées ; il résulte de là que les noyaux secondaires sont toujours constitués par le même tissu fondamental que la tumeur mère. Le cancer thyroïdien n'échappe pas à cette loi et les noyaux métastatiques reproduisent exactement la forme anatomique du cancer primitif, ainsi que W. Müller et Eberth ont pu s'en assurer. Dans tous les cas de cancer aigu que nous publions, cette donnée n'a jamais été en défaut.

Comment se fait ce transport cellulaire à distance ?

Orcel, dans sa thèse, rapporte un mode de propagation à distance très intéressant ; la généralisation s'est faite par la voie veineuse ; à l'autopsie, on découvrit la perforation de la veine jugulaire gauche avec issue dans son intérieur de bourgeons cancéreux, des noyaux métastatiques dans le cœur et dans le poumon. Evidemment, dans ce cas-là, des particules cancéreuses détachées des bourgeons de la jugulaire sont venues se greffer sur l'endocarde et ont été lancées par embolie dans la circulation pulmonaire. Nous reproduisons plus loin cette observation bien connue parce qu'elle rentre dans le cadre du cancer aigu.

Mais à côté de la propagation par la voie veineuse, il y a la propagation par la voie lymphatique qui est certainement plus fréquente. Rivière, dans sa thèse, a montré que le corps thyroïde était très riche en voies lymphatiques : « Dans toute l'étendue des îlots glandulaires limités par des travées fibreuses, les voies lymphatiques sont représentées par d'énormes capillaires, sans paroi propre, creusés au sein du tissu connectif lâche, séparant les groupes de vésicules. Ce sont des boyaux extrêmement larges, irrégulièrement calibrés, embrassant les vésicules thyroïdiennes et en épousant les contours, communiquant les uns avec les autres autour de ces mêmes vésicules grosses et petites, mais sans jamais leur former de sac lymphatique continu... Les grands capillaires intervésiculaires ont la structure ordinaire des capillaires lymphatiques. Leur forme, sur nombre de points sensiblement cylindroïde, est sujette comme partout ailleurs aux variations de calibre, aux boursouflures, aux renflements, aux ampoules, etc. Tout ce lacis de lymphatiques est régulièrement communiquant dans un même lobule limité par les travées fibreuses. Les confluents des travées fibreuses cloisonnantes occupés par les vaisseaux sanguins sont aussi l'aboutissant des capillaires lymphatiques intralobulaires. Au voisinage du confluent des travées, on voit ceux-ci se réunir en larges ruisseaux qui s'ouvrent dans d'immenses sinus. Si l'on suit ces derniers, on voit que, pour constituer les lymphatiques collecteurs, ils se boursouflent sur leur trajet et prennent une disposition pseudo-valvulaire.

« D'autre part, un certain nombre de lymphatiques collecteurs filent vers la périphérie de la glande au sein des travées fibreuses émanées de la capsule de celle-ci. Au sein de cette dernière, ils se développent en sinus superficiels intra-capsulaires énormes, assez comparables à ceux de la capsule d'un ganglion lymphatique. Des sinus superficiels, comme l'a montré Boéchat (thèse, Paris, 1873), portent de multiples troncs lymphatiques qui se rendent aux ganglions voisins. »

Cette richesse de la glande thyroïde en voies lymphatiques explique bien la généralisation à distance, la propagation rapide qui se fait quelquefois en quelques semaines. Peut-être, dans ces cas-là, les cellules transportées au loin dans les organes sont-elles douées d'une vitalité particulière qui expliquerait leur prompte évolution aboutissant à la production de noyaux secondaires.

Pourrons-nous reconnaître pendant la vie s'il y a généralisation dans les différents viscères ; nous n'aurons pour établir notre diagnostic que des données généralement peu précises; quelquefois, l'expectoration pourra faire songer à des noyaux secondaires dans les poumons; l'auscultation ne donnera pas grands renseignements ; si les noyaux métastatiques ont pris naissance dans des os superficiels (os du crâne, p. ex.) ou dans des muscles accessibles à la palpation (observation de Pic, *Lyon médical*, 1888), il sera facile de terminer le point de départ. Mais dans le plus grand nombre des cas, les foyers secondaires de la tumeur thyroïdienne seront seulement découverts à l'autopsie.

Bircher dit que le soupçon de généralisation aux organes internes est très fondé lorsqu'il y a fièvre avec haute température ; nous avons vérifié ce fait : à l'autopsie de trois malades dont nous rapportons plus loin l'histoire et qui avaient présenté des températures de 39 et 40 degrés, on trouva des tumeurs secondaires viscérales. Ces températures élevées qu'on observe souvent dans le cancer aigu contribuent à égarer le diagnostic et à faire croire à une thyroïdite suppurée ; nous étudierons plus loin en détails le diagnostic différentiel. Ordinairement, la température des malades atteints de cancer thyroïdien aigu varie de 37°,5 à 38°,5 ou 39 degrés. Bien rarement, elle dépasse 39°,5 ou atteint 40 degrés.

Comme phénomènes généraux, outre la température, on constate dans presque tous les cas un amaigrissement rapide. L'envahissement de l'organisme par l'intoxication néoplasique rend compte de ce symptôme mieux que le défaut d'alimentation par troubles dysphagiques ou inappétence. Ces différentes causes contribuent à jeter les malades atteints de cancer thyroïdien aigu dans un grand état d'anémie qui se traduit aussitôt par la perte rapide des forces et une teinte terreuse de la face. C'est une cachexie aiguë.

Orcel, dans sa thèse, s'appuyant sur la grande expérience du professeur Poncet, dit n'avoir jamais observé de phénomènes de cachexie strumiprive dans le cancer thyroïdien : dans la forme aiguë qui fait l'objet de ce travail, nous n'avons jamais rencontré non plus les symptômes du myxœdème, soit que la glande thyroïde soit rarement envahie en totalité par le néoplasme et qu'il en reste toujours ainsi quelques vestiges pouvant suffire à la fonction, soit qu'au sein même du cancer les cellules thyroïdiennes aient conservé leurs propriétés physiologiques.

2° **Diagnostic différentiel.**

Nous arrivons maintenant au diagnostif différentiel du cancer aigu et de la thyroïdite, mais auparavant nous voulons dire quelques mots de quelques variétés de goitres simples qui par leurs symptômes bruyants peuvent à un examen superficiel revêtir les allures d'un cancer aigu. Nous voulons parler des goitres constricteurs et plongeants. Par les troubles fonctionnels intenses qu'ils déterminent parfois, surtout du côté de la respiration, ils se rapprochent du cancer aigu, mais ils s'en distinguent facilement à un examen attentif par l'absence des douleurs lancinantes locales ou irradiées qui sont caractéristiques du cancer, par le volume de la tumeur généralement peu considérable, mais dont les prolongements pénètrent entre le sternum et la trachée ou s'enfoncent profondément, par l'absence à la périphérie de la tumeur ou dans les régions voisines de ganglions hypertrophiés et envahis, enfin par la non-élévation de la température.

D'après M. le professeur Roux, de Lausanne, il y a aussi de petits goitres colloïdes avec hémorragie centrale spontanée ou occasionnée par l'effort qui par leur croissance assez rapide (en quelques semaines), la fièvre, la douleur et les troubles, y compris l'infiltration ou l'œdème sous-cutané, ne se laissent pas différencier sûrement du cancer au début ou de la strumite à marche subaiguë. « J'y ai été pris, nous écrit M. le professeur Roux, malgré un examen attentif et une assez riche expérience. » C'est dire qu'on ne saurait s'entourer de trop de garanties et qu'on ne portera un diagnostic ferme qu'en connaissance de cause.

Nous insisterons plus particulièrement sur le diagnostic différentiel du cancer thyroïdien aigu avec la thyroïdite, De prime abord, il semble que l'on peut facilement séparer ces deux affections. Coulon, dans sa thèse, s'exprime ainsi à ce sujet : « Nous n'insisterons pas sur le diagnostic (du cancer thyroïdien en général) avec la thyroïdite aiguë. Par ses douleurs, par la tension de la peau, l'affection inflammatoire saute aux yeux et d'ailleurs un interrogatoire bien dirigé lèverait tous les doutes. » Evidemment, les cas de cancer thyroïdien typique seront le plus souvent distingués de la thyroïdite aiguë, mais lorsqu'il s'agira de cancer à marche aiguë, le chirurgien sera dans certains cas très embarrassé pour formuler un diagnostic.

Billroth lui-même n'incisa-t-il pas un sarcome croyant avoir affaire à une thyroïdite. « Inversement, nous écrit M. le professeur Roux, certains faits de strumite chronique d'origine inconnue donnent au malade un état cachectique que les symptômes locaux (dureté, petit volume, infiltration peu marquée, déglutition peu gênée, etc.) font attribuer plutôt à un cancer et non à la strumite. Une fois, j'ai fait l'erreur et pronostiqué la mort; un mois après, un médecin a fait l'incision et la malade a guéri. Une autre fois la ponction seule a décidé et il s'agissait de thyroïdite. »

Donc, il est du plus haut intérêt de différencier la thyroïdite du cancer, l'inflammation de la glande thyroïde soit saine (thyroïdite proprement dite), soit hypertrophiée (strumite des Allemands), tout en étant une affection grave, puisque Lebert a signalé 11 morts sur 32 cas de thyroïdite suppurée, n'a pas cependant l'extrême gravité du cancer qui tue presque à coup sûr ; de plus, la conduite à suivre dans les deux cas est bien différente, puisque dans le premier l'intervention chirurgicale est la règle, et dans le second cas elle ne peut être que l'exception.

Ainsi donc, du diagnostic exact découlent des considérations pronostiques et thérapeutiques de premier ordre. Tout d'abord nous rencontrerons souvent des cas typiques du cancer aigu : les symptômes, la marche, l'absence de tout phénomène inflammatoire, la présence de ganglions indurés, les signes de généralisation, la cachexie indiqueront clairement qu'il s'agit d'un néoplasme malin. Il est des cas de thyroïdite aussi qui sont bien caractéristiques et qui ne prêteront à aucune erreur d'interprétation; ce sont ces cas que Bauchet décrit ainsi : « La tumeur apparue vers le deuxième jour grossit du troisième au cinquième ou au sixième, puis elle diminue à partir de ce moment-là et disparaît du quinzième au vingtième jour. Pendant la première période les symptômes vont en s'aggravant, ils restent stationnaires pendant tout un jour ou deux, puis disparaissent plus ou moins vite, suivant les sujets, suivant le traitement qui a été mis en usage. » Dans ces cas-là, la marche de la maladie est franche et le diagnostic se fera aisément, mais, à côté de ces cas-là, il en est d'autres que Bauchet a signalés dans lesquels la marche, au lieu d'être aiguë, est subaiguë ; le corps thyroïde grossit plus lentement, les phénomènes inflammatoires sont moins violents, et la suppuration est lente à s'établir. C'est à ces cas de thyroïdite qu'on peut opposer nos observations de cancer aigu, où l'élévation de la température, l'absence de ganglions hypertrophiés, la rougeur des téguments et quelquefois un œdème sous-cutané peuvent induire le chirurgien en erreur et faire croire à une inflammation.

Nous aurons surtout en vue les cas de thyroïdite et de cancer développés sur un goitre antérieur, ce sont, en effet, les formes les plus fréquentes et qui prêtent le plus à la discussion.

Tout d'abord interrogeons notre malade, l'âge peut

quelquefois fournir une indication importante. En effet, le cancer de la thyroïde, on le sait, apparaît plus volontiers de quarante à soixante ans ; on cite bien des cas de cancer chez des individus de vingt ans et même moins, mais ce sont là des cas tout à fait exceptionnels ; ainsi donc, si notre malade est jeune, s'il n'a pas atteint quarante ans, nous aurons une raison de croire que nous avons affaire à une thyroïdite.

La préexistence d'un goitre ne signifiera rien puisque les deux affections se développent de préférence sur une glande déjà hypertrophiée.

Les antécédents héréditaires seront de quelque importance, si le malade est issu d'une famille de cancéreux, il y aura plus de chances pour que nous ayons affaire à un néoplasme qu'à une thyroïdite. Cependant il ne faudra pas toujours se fier à cette règle.

Si le malade avait été opéré autrefois pour une tumeur plus ou moins maligne, il faudrait, bien entendu, songer de suite à une récidive à distance dans le corps thyroïde, mais ce cas-là se présentera bien rarement, car, contrairement à ce que l'on croyait il y a quelques années encore, le cancer secondaire du corps thyroïde est très rare et tous les cas que nous rapporterons dans notre thèse ont trait à des tumeurs primitives.

Nous ne nous arrêterons pas aux refroidissements qu'on a donnés comme causes déterminantes aux deux affections ; il en est de même des traumatismes qu'on a incriminés dans les deux cas. Cependant les traumatismes accidentels ou chirurgicaux (ces derniers, piqûres ou injections irritantes, sont trop souvent produits avec des instruments non aseptiques) feront plutôt pencher la balance du côté de la thyroïdite. Luton dans un cas d'injection interstitielle, Velpeau à la suite d'une injection dans un kyste ont vu leurs malades succomber à une thyroïdite suppurée.

Mais si notre malade raconte qu'il a été atteint récemment d'une maladie infectieuse, nous penserons à bon droit que nous sommes en face d'une infection secondaire et que nous allons voir évoluer une thyroïdite suppurée. En effet, les cas ne sont pas rares, de thyroïdites survenues dans la convalescence d'une maladie infectieuse ou dans les premières semaines qui suivent; nous rencontrons souvent des thyroïdites post-typhiques, post-pneumoniques, post-grippales ; nous en voyons de consécutives aux accouchements, aux accidents puerpéraux ; on en a signalé plus rarement à la suite de la variole, de la diphtérie, des oreillons, on a noté des thyroïdites rhumatismales, on en a observé dans le paludisme. Il faudra donc tenir grand compte de cette donnée étiologique qui pourra mettre sur la trace de la vérité.

Dans la thyroïdite, la peau intacte au début et mobile sur les parties profondes ne tarde pas à rougir, puis devient violacée, livide, elle contracte des adhérences ; et si l'affection doit arriver à la suppuration, la peau se tend, s'amincit et fini par se perforer si l'on n'est déjà intervenu pour donner issue au pus. En même temps il y a de l'empâtement, de l'œdème du tissu cellulaire souscutané. Cette marche et ces symptômes sont assez caractéristiques, mais on ne les trouve pas toujours ; la thyroïdite subaiguë n'arrive que rarement à la suppuration, elle détermine peu ou pas de rougeur, ni d'adhérence précoce de la peau.

Ces symptômes ont beaucoup d'analogie avec ceux du cancer ; dans cette dernière affection en effet, la peau reste intacte très longtemps ; c'est à peine si à la longue elle rougit légèrement, puis contracte des adhérences avec les parties profondes ; dans un cas la peau à la partie culminante de la tumeur était violette, noirâtre même et recouverte de squames. La perforation de la peau est très rare.

A la palpation, dans la thyroïdite, la tumeur est de consistance dure, lisse, régulière ; puis au bout d'un temps plus ou moins long, si l inflammation doit se terminer par suppuration, la fluctuation se manifeste et on trouve la tumeur dépressible en certains points.

Dans le cancer, suivant la forme à laquelle on a affaire, la consistance varie ; tantôt elle est d'une dureté ligneuse formant un plastron résistant au-devant du cou, tantôt on trouve une consistance molle, presque élastique, quelquefois fluctuante. Quelquefois ces différentes consistances sont associées dans une même tumeur. Le plus souvent, quand il s'agit de néoplasme, la surface est irrégulière et présente des bosselures, ce qui est rare dans la thyroïdite.

La fluctuation, quand ont peut la reconnaître, est évidemment un bon signe de la thyroïdite, mais pour décéler la présence du pus, il est bon de ne pas trop compter sur elle ; en effet elle est longue à apparaître, difficile à percevoir sur la thyroïde qui fuit sous les doigts ; d'ailleurs le cancer thyroïdien peut donner lieu au même phénomène, soit que ce soit de la fluctuation véritable due à des cavités kystiques ou à la suppuration de la tumeur, soit que ce soit de la fausse fluctuation due à des masses néoplasiques en voie de ramollissement.

Dans la thyroïdite, la main placée sur la tumeur constatera une élévation appréciable de la température locale, élévation en rapport avec la formation du pus; il y aura en même temps aggravation des symptômes généraux, frissons, fièvre, soif vive, élévation de la température. Dans le cancer, ces signes n'existent pas ou sont très peu accentués.

Si à la périphérie de la tumeur ou dans les régions ganglionnaires voisines, on peut déceler la présence de ganglions indurés, ce signe aura une haute valeur clinique, car on pourra immédiatement faire le diagnostic de cancer; malheuresement ce symptôme peut manquer comme nous l'avons vu et il faudrait bien se garder de conclure de leur absence à la non-possibilité du cancer; en effet les ganglions à la première période ne sont pas toujours envahis et plus tard ils se confondent souvent avec la tumeur faisant corps avec elle et passant inaperçus.

Un caractère différentiel important est tiré du symptôme douleur. Dans la thyroïdite, les douleurs locales spontanées ou à la pression, tout en étant d'intensité variable se retrouvent dans tous les cas; dans le cancer aigu, comme nous l'avons déjà vu, elles sont rares ou n'apparaissent que tardivement; de plus ces douleurs sont beaucoup plus vives, dans l'inflammation de la glande que dans le cancer. Le malade atteint de thyroïdite aiguë immobilise sa tête, relâchant instinctivement les téguments, les aponévroses et les muscles; ils la gardent ordinairement fléchie, appuyant même le menton sur les mains; dans le cancer, les mouvements de la tête et du cou, tout en étant gênés, sont rarement impossibles; en tout cas, ils n'occasionnent que rarement de vives douleurs.

Un autre signe distinctif du cancer et de la thyroïdite

est tiré du moment où apparaissent les douleurs ; en effet, le cancer débute généralement par la production d'une tuméfaction ou par l'accroissement de cette tuméfaction, s'il existait déjà un goitre et les douleurs spontanées ou à la pression lorsqu'elles existent, ne se montrent qu'un certain temps après ; au contraire, dans la thyroïdite, les douleurs précèdent plus ordinairement l'apparition de la tuméfaction ; il y a cependant des exceptions à cette règle qui n'est pas absolue.

Les douleurs irradiées par compression nerveuse sont pour la plupart des auteurs un symptôme essentiel du cancer thyroïdien ; elles ont pour siège la région mastoïdienne, la nuque, quelquefois l'épaule et le bras. Elles sont assez constantes, mais peuvent faire défaut dans certains cas ; on les rencontre aussi dans la thyroïdite et on ne peut étayer un diagnostic différentiel sur la constatation de ces douleurs par irradiation.

Abordons maintenant l'étude des troubles fonctionnels que l'on rencontre communément dans la thyroïdite comme dans le cancer.

C'est d'abord une grande gêne de la respiration, de la dyspnée véritable qui ne manque jamais dans l'une comme dans l'autre affection, mais les accès de suffocation rares dans la thyroïdite sont, au contraire, assez fréquents dans le cancer surtout à la dernière période de la maladie ; souvent même le malade meurt dans un accès. On a signalé dans la thyroïdite des troubles de la phonation dus à la compression des récurrents ; Bauchet les conteste ; ils ne sont pas en effet constants, cependant la voix est souvent enrouée, quelquefois même il y a de l'aphonie ; dans le cancer, ces troubles de la voix se rencontrent ordinairement et l'aphonie complète n'est pas très rare. Dans les deux cas, on a signalé une toux sèche et fréquente.

Les troubles de la déglutition se rencontrent toujours à des degrés variables dans le cancer ; ils sont quelquefois les premiers en date ; ils deviennent même assez sérieux dans quelques cas pour s'opposer au passage des aliments, surtout des aliments solides. Dans la thyroïdite, ces troubles sont moins prononcés, mais la déglutition est souvent difficile et pénible.

La marche de la maladie sera un bon signe différentiel des deux affections ; dans la thyroïdite en effet elle est beaucoup plus rapide que dans le cancer et amène plus rapidement des troubles fonctionnels ; d'ailleurs l'inflammation pourra être décelée à l'observateur par la fièvre et son cortège habituel, céphalalgie, inappétence, soif vive, frissons intermittents, aussi de la température du malade bien observée découleront des considérations diagnostiques de premier ordre ; c'est le signe le plus caractéristique de l'inflammation thyroïdienne signalé par tous les auteurs et qui pourra faire rejeter souvent l'idée qu'on se trouve en présence d'un néoplasme. En effet, dans la thyroïdite la température s'élève progressivement et rapidement par une courbe ascendante, avec faibles rémissions matutinales pour atteindre 40 degrés et quelquefois les dépasser. C'est le meilleur signe de la formation du pus.

Cependant on a signalé depuis longtemps dans le cancer de la thyroïde, comme dans tous les cancers, une certaine élévation de température. Dans le cancer aigu, la température oscille assez régulièrement entre 37°,5 et 38°,5 ; par conséquent la température dans la thyroïdite est plus élevée que dans le cancer. Quelquefois cependant, on rencontre dans le cas de néoplasme des températures plus élevées, pouvant aller jusqu'à 39°,5 et même 40 degrés. C'est là un indice important de la généralisation cancéreuse, et à cette constatation on peut prédire que l'affection est arrivée à sa dernière période. Mais alors d'autres signes viendront éclairer le diagntnss qui ne sera plus douteux : l'amaigrissement, la perte des forces, la cachexie diront assez que l'on se trouve en présence d'une affection néoplasique. C'est dans ces cas-là que l'autopsie fera découvrir des noyaux multiples de généralisation, principalement dans le poumon, le foie, les reins, les os, etc.

Nous avons assez dit sur le diagnostic différentiel ; nous croyons qu'avec ces données le diagnostic restera rarement en suspens ; cependant, s'il y avait encore un doute dans l'esprit du chirurgien, il lui resterait encore une chose à tenter : la ponction exploratrice dans un point fluctuant. Dans les deux affections, on pourra constater la présence du pus, mais après l'évacuation, s'il s'agit de thyroïdite, l'affection sera enrayée, les troubles fonctionnels disparaîtront, le malade entrera en convalescence ; s'il s'agit de cancer suppuré, peut-être se produira-t-il une légère amélioration momentanée, mais elle sera de courte durée ; les troubles fonctionnels iront en s'aggravant et le malade finira par succomber. Si au lieu de pus on retire un liquide sanguin ou séro-sanguinolent, c'est qu'il s'agira bien de cancer et le diagnostic sera fixé.

En terminant l'exposé du diagnostic différentiel de la thyroïdite et du cancer aigu, faisons remarquer avec M. le professeur Poncet que, dans le cas de cancer thyroïdien, on peut trouver une augmentation très nette du nombre des globules blancs du sang ; il s'agit le plus souvent alors de malades arrivés à la période cachectique ; dans nos observations, nous n'avons trouvé ce fait signalé qu'une seule fois : il s'agissait d'un cancer aigu ayant déterminé une cachexie rapide, une anémie profonde et une leucocytose plus marquée que dans les cancers ordinaires (70.000 globules blancs par millimètre cube), sans augmentation du volume du foie, ni de la rate, sans adénie (observation XIV). Ce sera encore là un élément de plus pour le diagnostic.

En résumé, la présence de ganglions indurés sera le seul signe qui pris isolément pourra faire admettre un cancer et nous avons montré qu'il manquait souvent ; ce sera par la recherche et le groupement des autres symptômes que nous avons signalés qu'on arrivera presque toujours au diagnostic.

3° PRONOSTIC

On sait, depuis la thèse d'Orcel, depuis son mémoire de la *Province médicale* inspiré par M. le professeur Poncet, que le cancer de la thyroïde a une gravité toute particulière. Ce pronostic est naturellement encore plus sombre dans le cancer aigu que nous venons d'étudier. En faisant, en effet, l'inventaire de nos observations, nous voyons que tous nos malades ont succombé et cela dans un temps relativement court.

La mort peut survenir par divers mécanismes, mais le plus souvent la malignité de la lésion locale est telle qu'elle doit être attribuée à des troubles fonctionnels plus ou moins graves de la respiration.

Dans quelques cas la généralisation est très rapide et les accidents mortels peuvent être en partie attribués à une cachexie aiguë. Du reste, tous les cancers thyroïdiens présentent promptement une altération de l'état général qui relève à coup sûr d'une intoxication d'origine néoplasique.

Si l'on ajoute à cela des insomnies provoquées par des douleurs plus ou moins vives, la gêne de l'alimentation, une hématose incomplète par compression de la trachée, etc., on comprend que la résistance du sujet soit rapidement diminuée et que la mort survienne à brève échéance. D'après nos observations, le cancer aigu de la thyroïde serait fatal et il s'agit malheureusement d'une de ces localisations néoplasiques contre lesquelles tout traitement curatif paraît être impuissant.

4° TRAITEMENT

Le traitement du cancer aigu de la thyroïde ne peut être, d'après M. le professeur Poncet, que palliatif. Il ressort nettement, en effet, de nos observations, que la marche de la tumeur, son extension en quelque sorte instantanée à la totalité du parenchyme thyroïdien, que l'invasion presque simultanée de la thyroïde et des ganglions voisins par le néoplasme rend toute tentative d'opération complète impossible.

On expose le malade par une intervention en apparence radicale à des dangers opératoires ou post-opératoires presque immédiats dus à la difficulté de la thyroïdectomie en pareil cas. Enfin, si les opérés survivent, la récidive vient démontrer le peu d'utilité de l'opération.

Dans le cancer thyroïdien aigu, nous pensons avec M. le professeur Poncet, d'après les faits que nous avons recueillis, que toute tentative d'ablation de la tumeur doit être rejetée. Peut-être pourrait-on songer à une opération radicale, si, dès les premiers jours de l'apparition de leur tumeur, on opérait de tels malades et alors que la lésion est circonscrite à tel ou tel lobe, mais nous n'avons pas rencontré de faits de ce genre. Habituellement lorsque les malades se présentent au chirurgien, l'envahissement de la totalité de la glande et des tissus voisins est tel, comme nous l'avons montré, que toute extirpation radicale est contre-indiquée. On ne peut, chez de tels sujets, songer qu'à un traitement palliatif qui doit avoir pour but deux indications principales.

Il faut en premier lieu soutenir le malade et s'occuper surtout d'atténuer dans la plus large mesure possible les douleurs parfois très vives qui s'irradient dans la région cervico-faciale, à la région mastoïdienne, à la nuque, c'est alors que toute la série des calmants conseillés dans les affections incurables et douloureuses peut être employée. Au premier rang se placent les injections sous-cutanées de morphine à doses progressives s'il y a lieu et répétées aussi souvent que cela sera possible, suivant la ténacité de la douleur.

La deuxième indication a trait aux accidents respiratoires qui varient depuis une dyspnée plus ou moins progressive jusqu'à de véritables accès de suffocation aiguë avec menaces de mort immédiate. En pareille occurrence il faut recourir à la trachéotomie tout en reconnaissant comme nous le montrons par nos observations que cette intervention cependant justifiée ne peut prolonger de beaucoup la vie du malade. Quatre fois la trachéotomie fut pratiquée et la mort arriva un jour, sept jours, huit jours et treize jours après l'intervention.

C'est dans ces cas qu'il faut recourir aux longues canules proposées et employées maintes fois par M. le professeur Poncet dans les compressions étendues de la trachée. Nous n'avons pas à décrire ici en détails ces longues canules; nous renvoyons à la thèse de Delmas (Lyon, 1894) où les indications de leur emploi sont parfaitement envisagées et nous lui empruntons seulement deux dessins (voir la figure) qui indiquent les différences de ces canules avec celles employées jusqu'à ce jour. Ces canules de calibre différent ont une longueur moyenne de $0^{m},12$ environ; on comprend leur nécessité dans les trachéotomies pour cancer de la thyroïde, alors que le lobe médian fait une saillie plus ou moins considérable en avant de la trachée et qu'après l'opération l'orifice trachéal est distant de l'incision cutanée de plusieurs centimètres.

Si l'on tient compte d'autre part du rétrécissement de la trachée, de son aplatissement qui peut descendre plus ou moins bas au-dessous de la fourchette sternale, on peut juger de l'indispensabilité dans l'espèce des longues canules de M. Poncet.

Dans de pareils cas et sans ces appareils, pratiquer une trachéotomie, c'est s'exposer à peu près sûrement à ne pas dépasser l'obstacle trachéal et par conséquent ne faire qu'une opération inutile.

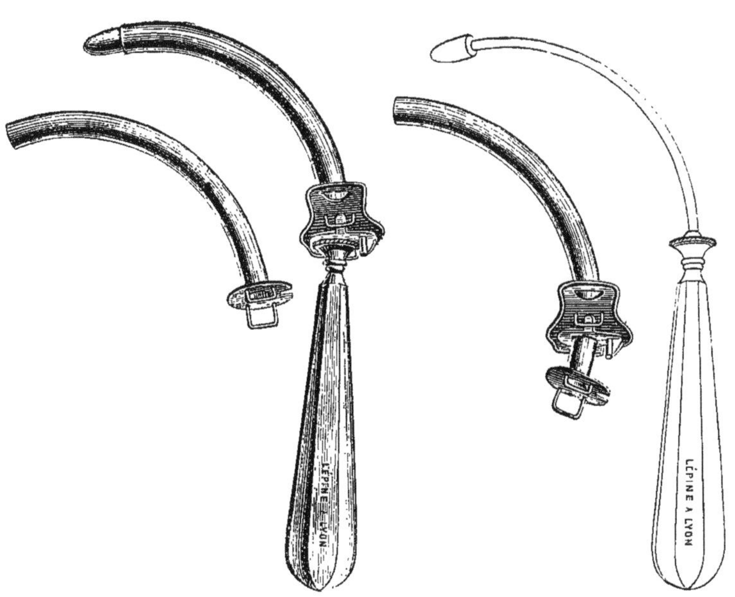

Canule à trachéotomie de M. le professeur Poncet.

OBSERVATIONS

Observation I

(*Bull. Soc. anat.*, Paris, 1841, et thèse de Coulon, Paris, 1883.)

M. Gaubric présente un cancer encéphaloïde du corps thyroïde; la malade, âgée de quatre-vingt onze ans, s'aperçut pour la première fois d'une tumeur au cou au mois de mai dernier. Cette tumeur fit des progrès très rapides. La malade entra le 15 juin à l'infirmerie de la Salpêtrière. L'accroissement est devenu de plus en plus grand ; il y a d'abord eu de la gêne dans la déglutition, de l'aphonie, puis de la gêne dans la respiration. La tumeur occupe surtout le lobe latéral droit du corps thyroïde : elle est formée de tissu encéphaloïde et sa marche si rapide fait penser à M. Gaubric qu'on doit la regarder comme un exemple de cancer aigu. Elle occupait toute la hauteur du cou et se prolongeait dans la poitrine ; le nerf récurrent droit passe dans l'épaisseur de la tumeur ; il est ramolli et presque dégénéré dans une partie de son étendue ; cependant on peut le suivre dans toute sa longueur sans interruption. Le gauche est complètement sain et ne passait pas dans la tumeur ; les nerfs laryngés supérieurs sont intacts.

L'artère carotide primitive gauche traverse la dégénérescence; on avait d'abord pu sentir ses battements, mais dans les derniers temps, ils étaient devenus imperceptibles. La veine jugulaire interne, comprise aussi dans la tumeur, n'était point oblitérée. La trachée-artère ne paraît point aplatie ; le larynx est complètement sain.

Observation II

Encéphaloïde du corps thyroïde remarquable par la rapidité de son développement (Gaz. hôpit., 1849, M. Nélaton).

M... N.... cultivateur, âgé de cinquante-quatre ans, entré le le 5 juin à l'hôpital Saint-Louis, salle Saint Augustin, n° 55, est affecté d'une volumineuse tumeur du cou sur le développement de laquelle on obtient les renseignements suivants, sur l'exactitude desquels on ne peut avoir aucun doute, M. Nélaton ayant été appelé à voir le malade quelques jours après le début des premiers symptômes.

Au commencement de février 1849, M... N... jouissait encore d'une excellente santé : aucune gêne, aucun gonflement n'existait du côté du cou ; la respiration et la déglutition s'accomplissaient d'une manière normale ; aucune inflammation n'avait jamais eu lieu dans la région qui est actuellement le siège d'une si volumineuse tumeur. La santé du malade qui est d'une constitution robuste, était d'ailleurs très bonne habituellement.

Dans le courant du mois de février, il commença à éprouver des douleurs dans la région thyroïdienne, douleurs qui furent bientôt suivies d'une légère tuméfaction. Au bout de quelques jours ces phénomènes ayant augmenté d'intensité, un médecin fut appelé qui crut voir là les symptômes d'une thyroïdite et les combattit par les sangsues, le cataplasme, le régime et les délayants. Ces moyens n'arrêtèrent point la marche de la maladie et ce fut à cette époque que M. Nélaton fut appelé auprès du malade. Ce chirurgien put constater l'ensemble des phénomènes morbides que nous avons énumérés, et lui-même sans se prononcer d'une manière absolue sur le diagnostic, reconnut cependant que l'on pouvait avec des raisons suffisantes croire à l'existence d'une inflammation du corps thyroïde. Plus tard, le malade fut perdu de vue par M. Nélaton et ce n'est que dans ces derniers jours qu'il l'a revu dans l'état où il se trouve actuellement.

Au-devant et sur la partie moyenne du cou existe une tumeur qui s'étend de haut en bas depuis le menton jusqu'auprès de la partie supérieure du sternum et qui, latéralement, s'étend de chaque côté jusque vers les apophyses transverses cervicales. En avant, cette tumeur fait une saillie sphéroïdale très prononcée vers la partie moyenne et qui, vers la partie supérieure, est encore assez considérable pour dépasser le niveau du menton.

La peau qui recouvre cette tumeur n'a pas encore changé de couleur ; mais elle est parcourue par des veines volumineuses qui se dessinent par une saillie et une couleur bleuâtre très prononcées. La forme extérieure de cette tumeur est assez uniformément sphéroïdale ; mais lorsqu'on la palpe, on sent qu'elle se compose de lobes très inégaux en volume et de consistance très variable ; dans certains points, on perçoit la sensation que donnerait un corps cartilagineux, tandis que dans d'autres points la consistance est molle ou même tout à fait liquide.

La respiration est difficile et nécessite des efforts de la part du malade ; la déglutition est également gênée, mais cependant encore possible, même pour les aliments solides. La circulation s'exécute encore d'une manière à peu près normale ; le pouls n'offre pas d'altération sensible.

M. Nélaton fait remarquer que le diagnostic du cancer à marche rapide facile à ce moment, était très difficile à la première période de l'affection.

Observation III

Goitre cancéreux suffocant. — Trachéotomie. — Mort huit huit jours après l'opération, par M. le professeur Poncet (Boursier, thèse d'agrégation, Paris, 1880).

Mme P..., âgée de quarante-six ans, bien réglée. Bonne santé antérieure. Il y a vingt-cinq ans, lorsqu'elle habitait la Bresse, elle a eu quelques accès de fièvre intermittente.

Depuis plusieurs années, elle s'était aperçue de l'augmentation du volume de son cou, mais elle n'en avait jamais été incommodée jusqu'à ces derniers mois. Grâce à une médication iodurée, l'hypertrophie thyroïdienne avait diminué à diverses reprises. Au mois de janvier 1880, l'augmentation de volume fut notable ; la malade était facilement essoufflée ; en même temps le timbre de sa voix s'altérait : elle éprouvait en outre quelques douleurs spontanées s'irradiant surtout dans la région cervico-faciale gauche.

Médication iodurée ; pas d'amélioration.

L'état local avait empiré ; les troubles fonctionnels étaient beaucoup plus marqués et lorsque M. Poncet fut appelé en consultation, on constatait le 15 mars, deux mois environ après le début des accidents, les particularités suivantes : cou élargi, uniformément augmenté de volume. Hypertrophie de la glande thyroïde, surtout des deux lobes latéraux ; le droit est un peu plus développé que le gauche. La glande a sept ou huit fois son volume normal ; il n'y a ni saillies, ni bosselures. Il n'y a pas le moindre doute sur le siège de la tumeur qui dessine la glande et qui est entraînée dans les mouvements de déglutition. La peau a sa couleur normale ; le système veineux du cou n'offre rien de particulier. La consistance est à peu près égale ; elle est résistante ; à la palpation, on a une sensation de fausse fluctuation. La trachée est manifesment refoulée à droite.

Comme symptômes fonctionnels, la malade accuse de l'insomnie, une céphalée presque continuelle ; elle a beaucoup maigri, elle ne meut la tête qu'avec peine, les mouvements augmentant les douleurs. Elle a épuisé tous les narcotiques. La respiration est difficile; les accès de suffocation se reproduisent fréquemment et maintes fois, la nuit, elle paraît sur le point d'asphyxier. Il existe du cornage. La voix est presque éteinte. La malade réclame une opération ; elle se sent, dit-elle, étouffée par quelque chose qui la serre au cou.

Eu égard à la marche de la tumeur et aux accidents qu'elle déterminait, M. Poncet porte le diagnostic de cancer de la thyroïde.

Malgré l'absence de fluctuation, il fit sur deux points qui étaient un peu plus mous, une ponction avec un trocart de moyen volume et en retira avec l'aspiration, 5 à 6 grammes de sang rouge, rutilant.

Aucun soulagement ne résulta de cette opération. Pendant la nuit, la malade eut des accès de suffocation, à la fin du jour, l'angoisse respiratoire était plus marquée. Dans la nuit du 18 mai, vers 11 heures, la gêne de la respiration était extrême, 50 respirations par minute, menace d'asphyxie, pas de cyanose de la face. M. Poncet pratiqua séance tenante la trachéotomie; prenant comme point de repère le cartilage cricoïde, il fit son incision suivant la trachée déviée à droite. Après avoir dégagé et refoulé légèrement en haut l'isthme de la thyroïde peu hypertrophiée, il incisa les 2e, 3e et 4e anneaux de la trachée, se servant de l'index gauche comme conducteur et pour la taille de la trachée et pour l'introduction immédiate de la canule. La malade ne perdit pas 2 grammes de sang.

La nuit qui suivit fut assez bonne. La respiration devint plus facile. La malade dormit un peu.

Le matin, la respiration était fréquente (30 inspirations par minute). Des mucosités sanguinolentes, visqueuses, obstruaient en partie la canule. On la nettoie avec soin ; la journée fut bonne.

19 mars. — La malade a dormi dans la nuit ; elle a moins souffert. Pas de fièvre.

Le soir, la respiration devient plus fréquente pendant trois ou quatre heures. Les quintes de toux se répètent. On enlève fréquemment la double canule pour la nettoyer.

Le 20, 50 centigrammes de sulfate de quinine à prendre vers le milieu de la journée. Vin de quinquina coupé avec de l'eau minérale comme boisson. Le soir, accès de toux moins réguliers, beaucoup moins longs et moins pénibles. Le 21, même médication, la malade se trouve mieux, elle prend des aliments solides, presque pas de quintes de toux dans la nuit.

Les 22 et 23. — Rien de particulier dans l'état de la malade. Chaque soir, injection sous-cutanée de 15 milligrammes de chlorhydrate de morphine.

Pendant ces deux jours, on suspendit la quinine. Dans la soirée du 24 mars, accès de suffocation avec quintes de toux.

25 mars. — 50 centigrammes de sulfate de quinine. Pas d'accès le soir. M. Poncet vit la malade sur les 9 heures; elle était calme, gaie et rien ne faisait prévoir une mort prochaine. Elle succomba la même nuit sur les 2 heures du matin. Au dire de la religieuse garde-malade, elle se serait éteinte pendant le sommeil. La canule ne s'était pas déplacée, la malade n'était pas morte dans un accès de suffocation. M. Poncet croit qu'une injection sous-cutanée trop forte a été faite par la religieuse qui avait pris sur elle de pratiquer une nouvelle injection.

Autopsie. — Glande thyroïde : il n'existait pas de tumeur à proprement parler, mais une hypertrophie des lobes : hypertrophie cancéreuse. Le tissu mollasse, très vasculaire fournissait au raclage un liquide lactescent; nulle part on ne trouva de kyste. Les ganglions profonds de chaque côté de la colonne vertébrale étaient de la grosseur d'une petite noisette.

La tumeur encastrait complètement la trachée; elle envoyait en arrière entre l'œsophage et la trachée un prolongement qui soulevait la paroi au niveau des 3e, 4e et 5e anneaux cartilagineux. En un point qui correspondait au refoulement de la paroi postérieure par le néoplasme, on trouvait sur la trachée une ulcération de 4 à 5 millimètres carrés, due certainement à la pression du dos de la canule sur la muqueuse déplacée en avant.

La trachée fortement déviée à droite n'a pas subi de déformation dans sa portion cartilagineuse. La muqueuse ainsi que celle des grosses bronches est rouge, hyperémiée, recouverte de mucosités en petite quantité. Les poumons sont sains en apparence et on ne trouve qu'un peu d'emphysème ; mais on voit sur la face antéro-externe du poumon droit des nodosités du volume d'un pois à une noisette et qui offrent les mêmes caractères que la tumeur thyroïdienne. Dans l'épaisseur des deux poumons, quelques noyaux semblables. Les ganglions du médiastin qui sont atteints sont hypertrophiés.

L'examen histologique a montré qu'il s'agissait d'un carcinome encéphaloïde.

Observation IV

Cancer du corps thyroïde du cœur et du poumon. — Propagation probable par embolie veineuse. — Par M. A. Mathieu, interne des Hôpitaux. *(Bull. Soc. anat. Paris*, octobre, 1881).

Le nommé X..., journalier, âgé de cinquante-huit ans, entre le 20 août 1881, salle Saint-Charles, lit n° 30, service de M. le Dr Proust.

Cet homme est très amaigri, il présente l'aspect d'un phtisique parvenu à la dernière période de la maladie. Il est dans un état de dyspnée très grande. Il a du tirage sus- et sous-claviculaire et épigastrique, sans cornage laryngé. Sa voix est éteinte. La température s'élève à près de 40 degrés. Il dit n'avoir jamais été malade avant cinq semaines d'ici. Depuis cette époque il se sentait affaibli. Cependant il a continué à travailler tant bien que mal jusqu'à cinq ou six jours avant son entrée. Pris alors d'une fièvre vive et d'une dyspnée très forte, il a dû garder le lit.

Il ne semble pas s'être aperçu de l'existence d'une tumeur dure, assez saillante que l'on constate facilement au-devant du cou, au-dessous du larynx.

Cette tumeur constitue une plaque dure, résistante, ligneuse, qui s'étend latéralement jusqu'en arrière des sterno-mastoïdiens et de haut en bas, depuis la fourchette du sternum jusqu'au-dessous du cartilage cricoïde. Le larynx est légèrement dévié vers la droite.

A gauche, en déprimant un peu le sterno-mastoïdien, on perçoit un bord arrondi qui limite la tumeur en arrière, de ce côté. A droite, elle s'enfonce plus profondément. Il existe là des ganglions indurés agminés qui masquent la tumeur et débordent au-devant du sterno-mastoïdien. Quelques ganglions isolés, très durs, de la grosseur et de la consistance de petites avelines sont situés immédiatement sous la peau qui glisse mal sur eux.

La plaque indurée est fortement fixée dans la situation qu'elle occupe. On ne peut lui communiquer que des mouvements de glissement presque imperceptibles. De même lorsqu'on engage le malade à faire un mouvement de déglutition, il n'y a pas de mouvement d'élévation proprement dits, mais une sorte d'oscillation sur place.

A l'auscultation on trouve des râles sous-crépitants, volumineux aux deux sommets. A la base gauche il existe du souffle tubaire. La température oscille entre 39 et 40 degrés. La dyspnée augmente même. Le pouls est très petit et très rapide. Le malade meurt quelques jours après son entrée à l'hôpital.

Autopsie. — Faite trente heures après la mort. La région antérieure du cou est disséquée. Quelques ganglions se rencontrent sous la peau, au-devant du sterno-mastoïdien. Ils sont arrondis, légèrement aplatis, très résistants, durs et blancs à la coupe.

La masse principale de la tumeur est située au-devant de la trachée. Elle s'enfonce très légèrement sous la fourchette du sternum et remonte jusqu'au niveau du cartilage cricoïde. Sur les parties latérales, elle pénètre sous le bord du sterno-mastoïdien qui se trouve soulevé. Elle est recouverte par les muscles de la région sous-hyoïdienne. Cette masse est dure, grisâtre, à lobulation extérieure évidente. Elle présente manifestement la forme du corps thyroïde ; on trouve deux lobes hypertrophiés et dégénérés. Le lobe gauche, surtout par son bord postérieur, est perdu dans une masse de ganglions résistants et blanchâtres.

A la partie médiane, dans l'espace compris entre les deux lobes, accolé au bord antérieur du lobe droit et le suivant dans toute sa hauteur, se trouve un prolongement effilé, plus large en bas, qui est sans doute la pyramide de Lalouette indurée, dégénérée et augmentée de volume.

Le bord postérieur du lobe gauche s'enfonce moins en arrière que le bord correspondant du lobe droit. Il se rencontre bientôt sous le sterno-mastoïdien. Il a refoulé en arrière le faisceau vasculo-nerveux sans l'englober, sans le dissocier.

Le lobe droit s'enfonce au contraire plus profondément en arrière. Son bord externe se confond avec des ganglions hypertrophiés, et ces ganglions, constituant une masse mamelonnée, se prolongent jusque sur la partie latérale de la colonne vertébrale. Le tissu cellulaire qui les enveloppe est devenu beaucoup plus résistant, plus dense et la masse entière est ainsi solidement fixée dans la position qu'elle occupe. Cela explique qu'on n'ait pas trouvé nettement de mouvement d'ascension du corps thyroïde au moment de la déglutition.

La prédominance du lobe gauche explique aussi que le larynx se trouve refoulé à droite et la crête du cartilage thyroïde déviée de la ligne médiane.

Les vaisseaux et les nerfs sont englobés dans la tumeur. Le nerf pneumogastrique peut être disséqué dans toute son étendue. Il présente seulement un volume plus considérable et un épaississement évident de ses gaines fibreuses. La carotide n'est pas oblitérée. Elle est seulement déviée en arrière et en dehors. La tumeur ne lui adhère que par sa tunique externe. On peut ainsi la décortiquer, pour ainsi dire, sur toute la hauteur de la masse ganglionnaire qui l'entoure. Il n'en est pas de même de la veine jugulaire. Elle présente un calibre double et même triple de son calibre normal. Elle est pleine, gorgée d'une substance blanche, qu'on aperçoit par transparence. Libre dans sa partie externe, elle adhère fortement en dedans et en avant à la masse constituée par les ganglions et le corps thyroïde réunis. Elle fait en quelque sorte, corps avec eux.

Après l'avoir séparée, on la fend sur toute sa longueur. On la trouve pleine d'une bouillie blanchâtre qui semble être un caillot de fibrine en voie de dégénérescence granulo-graisseuse.

La partie externe et postérieure de sa paroi est amincie, distendue. Toutefois, lorsqu'on la regarde par l'intérieur de la veine après l'avoir débarrassée de l'espèce de mortier qui la recouvre, on la trouve dépolie, mais assez lisse et unie. Dans sa partie interne et antérieure, elle a été entamée par la tumeur. Les tuniques sont, par endroits, détruites et traversées par des bourgeons blanchâtres venus de l'intérieur. Ces bourgeons font à l'intérieur une saillie plus ou moins marquée, ils présentent généralement une résistance assez faible et il suffit d'un grattage léger pour les effriter. A la partie supérieure de la tumeur, deux ou trois troncs veineux reviennent aboutir dans la jugulaire. Ils sont également dilatés et remplis d'une bouillie blanchâtre. On peut voir, en les disséquant, des troncules veineux de plus en plus fins, également oblitérés, s'enfoncer dans l'épaisseur du corps thyroïde ou ramper à sa surface.

La trachée est entourée, enclavée par la tumeur, en avant et latéralement. Elle est à peu près complètement libre en arrière. Au niveau du bord postérieur du cartilage thyroïde, on trouve sur la face postérieure du pharynx et un peu à gauche, une petite masse aplatie, ayant les apparences d'un ganglion hypertrophié, qui adhère à la paroi, de telle façon que cette paroi n'en peut être déplacée. A ce niveau, la muqueuse est pâle, amincie et on aperçoit par transparence, la tumeur sous-jacente. Il y a là une plaque blanchâtre et dure ; mais il semble bien que le travail s'est fait de dehors en dedans, et il paraît évident que ce n'est pas là un néoplasme primitif du pharynx.

La muqueuse du pharynx et de l'œsophage paraît du reste intacte. Nulle part, il n'y a trace d'ulcération, ni de rétrécissement. Il en est de même de la trachée. Les ganglions du médiastin ne sont pas augmentés de volume. Ceux du hile du poumon sont noirâtres et gros comme des pois, d'aspect normal.

Les poumons sont adhérents au thorax par leurs sommets. A la surface du lobe inférieur du poumon droit on trouve un dépôt fibrineux, granuleux, le lobe est induré. Il forme un bloc compact. Il présente à la coupe, l'aspect de la pneumonie fibrineuse à la période d'hépatisation grise. Les lobules semblent également infiltrés dans toute l'étendue de ce lobe. La coloration grisâtre, l'induration, les granulations légèrement saillantes, sont également réparties ; c'est de la pneumonie lobaire fibrineuse. Des deux côtés les sommets sont infiltrés de tubercules. Çà et là, on trouve de petites cavernes, les unes vides à parois inégales, tomenteuses, les autres remplies d'une masse crétacée.

Vers la base, surtout du côté gauche, on aperçoit à la surface du poumon, faisant sous la plèvre une légère saillie, des masses blanches, dures, d'aspect cancéreux. Elles sont d'un volume variable, d'un pois à une noix. Elles sont plus abondantes à gauche qu'à droite. Elles se trouvent surtout dans le lobe inférieur. On n'en trouve pas dans le lobe supérieur. Il n'en existe pas non plus au niveau du hile. A la coupe, ces noyaux sont de même aspect que les ganglions du cou. Ils résistent au couteau et présentent une surface blanche, uniforme. Ils sont situés surtout à la périphérie vers la plèvre.

Entre le lobe inférieur droit et le lobe moyen, se rencontre une tumeur notablement plus volumineuse que les autres, de la grosseur d'un petit œuf, son centre est ramolli : à la coupe, aspect d'une masse encéphaloïde.

Le cœur est petit. Il n'y a pas de liquide dans le péricarde. A la pointe deux noyaux néoplasiques, de même aspect que ceux du poumon se trouvent enchâssés dans le muscle. L'un recouvre le ventricule droit, l'autre le ventricule gauche, de la pointe vers la base. A gauche, la plaque est plus étendue, mais moins profonde, à droite, elle s'enfonce plus loin dans le ventricule.

Le ventricule droit renferme des caillots fibrineux en grande abondance. Les uns se prolongent en forme de languettes arrondies dans les artères pulmonaires, les autres forment de petits globes à surface lisse, à couches concentriques régulièrement stratifiées, au centre desquelles on trouve une sorte de champignon blanc, résistant, qui se continue vers la plaque cancéreuse du ventricule. Ces champignons, plus ou moins développés, sont très nombreux à la surface de l'endocarde du côté droit. Ils se rencontrent surtout vers la pointe, en avant et le long du bord adhérent de la grande valve de la tricuspide.

Quelques végétations de même nature, mais beaucoup plus rares se voient dans l'oreillette droite. La plaque comprise dans l'épaisseur du ventricule droit, présente donc une surface beaucoup plus étendue vers l'endocarde que vers le péricarde.

Dans le ventricule gauche, on ne constate rien de particulier. La plaque cancéreuse, visible vers le péricarde, n'a entamé que la moitié de l'épaisseur de la paroi musculaire environ. Une seule végétation grosse comme un pois venue de l'extrémité supérieure du noyau compris dans la paroi musculaire, a pénétré dans l'oreillette gauche.

Le cerveau ne présente rien de particulier. A la surface du sein gauche, on trouve une petite masse blanche, dure, qui s'enfonce comme un coin dans la substance du rein, jnsqu'au niveau de la base des pyramides de Malpighi, à peu près.

La rate est petite, à un endroit, on trouve dans la pulpe une sorte d'infiltration blanchâtre, constituée par des grains rapprochés. Le tissu, marbré de jaune et de blanc, est plus résistant à la coupe à ce niveau.

Le foie est graisseux. On ne voit, ni sous la capsule, ni sur les nombreuses coupes que l'on pratique, aucun noyau cancéreux.

L'examen histologique a été fait au Laboratoire de Clamart. Les pièces anatomiques ont été successivement traitées par l'alcool, la gomme et l'alcool : les coupes ont été colorées par le picro-carmin. Dans certains points, le tissu normal du corps thyroïde a complètement disparu ; il est remplacé par une production néoplasique dans laquelle on trouve des cellules spéciales et un stroma.

Les cellules sont aplaties ; elles présentent à peu près le diamère d'1, 2, et quelquefois, mais rare ment, de 3 globules rouges. Leur corps est généralement coloré par le carmin. Leur noyau est beaucoup plus fortement teinté ; quelquefois on trouve deux noyaux dans l'intérieur des cellules.

Celles-ci sont gênéralement arrondies, parfois échancrées ou en bissac, parfois allongées ou irrégulièrement ovalaires. Le stroma est assez rare. Il est constitué par des fibres à double contour, faiblement colorées, formant des mailles généralement très larges, les unes irrégulières, les autres rapprochées et dirigées parallèlement dans un sens donné ; la disposition des cellules en groupes est nécessairement déterminée par la disposition de ce stroma. A d'autres endroits, il existe encore des vésicules closes. Les coupes prennent alors un aspect tout particulier.

Les vésicules, dont les caractères s'éloignent plus ou moins de leur disposition normale, sont séparées les unes des autres par des travées dans lesquelles pénètrent les éléments cancéreux. Ces parois sont épaissies, et les éléments néoplasiques s'accumulent au pourtour de l'enveloppe des vésicules. Colorées comme elles le sont par le carmin, ces cellules forment là une sorte d'épaississement, de bourrelet. Les vésicules se montrent pleines d'un contenu jaune transparent, le plus souvent homogène. De temps à autre, on distingue dans cette masse des cellules jaunes juxtaposées. Rarement, quelques-unes de ces cellules présentent un noyau rouge, fortement coloré dans un corps jaune, brillant, homogène.

Les vésicules sont d'un volume très variable. Les unes sont très grandes et présentent un diamètre deux ou trois fois supérieur à celui des vésicules normales. Les autres sont,au contraire, très petites; sur la plupart, on trouve encore une paroi propre, homogène, intérieurement entourée d'une couronne de cellules fortement colorées par le carmin. Il semble que les unes soient dilatées et forment de véritables kystes à la façon des kystes par rétention des glandes sébacées. Dans un petit nombre de vésicules, on trouve la face interne de la membrane propre encore tapissée par de petites cellules juxtaposées, à une seule rangée pourvues d'un noyau très apparent.

Sur quelques-unes encore, on voit les cellules extérieures rompre la paroi et pénétrer dans la cavité de la vésicule close. Ce mode de destruction des vésicules est cependant ici relativement rare, C'est plutôt, paraît-il, par atrophie simple que par bourgeonnement intra-cavitaire que ces vésicules disparaissent.

Sur plusieurs coupes, on rencontre des vaisseaux. Sur plusieurs d'entre elles, on trouve dans un cercle fibreux coloré en rouge, un amas central de cellules. Les unes sont arrondies, jaunes, homogènes, sans noyau. Elles présentent tout à fait l'aspect des globules rouges. Les autres sont également arrondies, mais irrégulières et pourvues d'un noyau fortement coloré par le carmin. Elles présentent des caractères très analogues à ceux des cellules néoplasiques situées à l'intérieur. On les suit du reste facilement dans le chemin qu'elles ont parcouru pour pénétrer dans l'intérieur du vaisseau. A certains endroits, les cellules carcinomateuses de l'intérieur se sont insinuées entre les fibres lamineuses, les ont écartées les unes des autres. Il en résulte que le cercle de fibres rouges qui limite le vaisseau se trouve par places interrompu. La minceur de la paroi autorise à penser que ce sont là des veines, à d'autres endroits, il s'est fait au contraire une hémorragie ; les globules ont suivi de dedans en dehors, le chemin que les cellules carcinomateuses ont suivi ailleurs en sens contraire.

Les divers noyaux des divers organes présentent la même structure que les noyaux du corps hyroïde. Il en est ainsi dans les ganglions cervicaux, le poumon, le rein, la rate, le cœur.

Dans le rein, la masse cancéreuse présente cette particularité de s'arrêter assez brusquement au contact du parenchyme sain. C'est à peine si quelques cellules s'insinuent entre les tubuli du voisinage pour les écarter. Cette disposition n'est-elle pas due à ce que le noyau néoplasique résulte d'une embolie, à ce que les éléments cancéreux se sont développés dans l'espace qu'occupait un infarctus.

Observation V

(Orcel, thèse Lyon, 1889, obs. VI.)

P...; Françoise, soixante-six ans, blanchisseuse, née à Vourcieux (Loire), demeurant également à Vourcieux, entrée le 15 septembre 1887, au n° 18 de la salle Sainte-Anne, dans le service de la clinique chirurgicale du professeur Tripier, alors suppléé par M. Sabatier; parents morts à un âge avancé. Encore trois frères en bonne santé.

Pas de strumes dans l'enfance. Toujours bonne santé. Réglée à douze ans. Ménopause survenue à trente-six ans. Une fille bien portante. La malade est très affirmative sur ce point, qu'elle n'aurait jamais eu de goitre même peu marqué.

Début de l'affection actuelle il y a deux mois environ, à la suite d'un refroidissement contracté dans l'exercice de sa profession, au dire de la malade. Elle eut à ce moment des symptômes fébriles, soif vive, frissons, etc. En même temps, le cou de la malade augmentait de volume petit à petit. A ce moment, légères douleurs au niveau de la partie antérieure du cou, douleurs que la malade compare à des picotements. La nuque, l'oreille, étaient également le siège de douleurs plus marquées qui persistent encore aujourd'hui. Il y avait de la gêne de la déglutition et de la respiration dès le début.

Cet état a persisté depuis en s'aggravant plutôt. Amaigrissement prononcé. Appétit peu marqué. Soif vive. Plus de frissons, mais douleurs persistantes à la nuque. Au cou, on trouve une tumeur énorme, saillante, siégeant à la partie antérieure du cou et présentant trois lobes, deux adhérents ensemble, un sur la ligne médiane, un second sur le côté droit du cou, le troisième situé sur le côté gauche et indépendant des deux premiers, du volume d'un œuf et mobile dans tous les sens. La peau est encore mobile sur la tumeur au niveau des parties latérales, mais elle est adhérente, œdémateuse, d'un rouge sombre sur la ligne médiane. Elle est chaude à la palpation.

Elle adhère fortement à la tumeur sur le lobe médian; sur la partie supérieure, la peau présente au niveau de la tumeur un aspect qui rappelle celui de la peau d'orange, sur le côté droit, la tumeur présente encore quelque mobilité, mais sur la ligne médiane, elle est complètement immobile, soudée au sternum et aux parties profondes. La consistance générale est dure ; cependant en certains points et principalement sur le lobe droit, il semble y avoir des points plus ramollis, plus fluctuants. La tumeur du côté gauche est moins dure que le reste. Aucune mobilité dans les mouvements de déglutition ou de respiration. Douleurs irradiées aux épaules.

Circulation sous-cutanée sur le sternum et la partie supérieure du thorax.

Aux poumons, râles de bronchite, sonores, étendus aux deux poumons, respiration rude, toux quinteuse.

La peau est chaude. La température rectale du soir est de 38°6.

20 septembre. — Ponction ne donnant issue qu'à du sang en petite quantité. La ponction a été faite dans le lobe médian.

21 septembre. — Température locale prise sur la tumeur médiane du cou, 37 degrés sur la région précordiale 36°8. La malade, depuis la ponction d'hier, souffre moins ; la ponction paraît donc avoir notablement soulagé les douleurs. Elle a permis, en outre, de faire le diagnostic entre une thyroïdite suppurée et un cancer fébrile. L'intervention radicale est repoussée en raison du mauvais état général. Amaigrissement, teinte jaune paille, râles disséminés de bronchite. Pas d'hémoptysies.

Autopsie, le 21 octobre 1887. — En faisant l'incision du cou sur la ligne médiane, on observe une adhérence de la peau avec les tissus sous-jacents. Le lobe droit du corps thyroïde est hypertrophié et présente environ les dimensions de deux poings d'adulte. Il s'étend de la partie latérale du cou jusque dans le creux sussternal. La moitié supérieure offre à la coupe la conformation d'un goitre kystique avec deux poches, l'une du volume d'une petite orange, l'autre du volume d'une petite noix. La moitié inférieure a la structure d'une tumeur. Elle ne donne pas de suc à la pression. L'ensemble de ce lobe droit qui, par le fait, est antérieur et présente même à gauche de la ligne médiane, une saillie assez marquée a dévié et déprimé la trachée, en sorte que celle-ci décrit une légère courbe à concavité tournée à droite, et présente sur une longueur de 6 à 8 centimètres à partir du cartilage cricoïde, une dépression de sa paroi antérieure.

Le lobe gauche du corps thyroïde qui a le volume d'un testicule normal présente aussi à la section quelques points de nature néoplasique. On trouve deux ou trois ganglions carotidiens un peu tuméfiés. L'état de la plèvre pulmonaire est le suivant : Sur les deux poumons et spécialement sur leur portion antérieure, il y a une série de noyaux en gâteaux circulaires de 4 à 8 centimètres de diamètre, de consistance fibreuse, faisant saillie dans la plèvre, et pouvant être comparés à autant de boutons de chemises fixés dans le poumon. A la section de ces points qui sont au nombre d'une quarantaine, on trouve d'abord la plèvre, puis un tissu blanchâtre assez dur d'1 millimètre environ d'épaisseur; au-dessous, un tissu ayant l'aspect d'infarctus hémorragiques avec la forme en triangle à base tournée vers l'extérieur et à sommet dirigé vers le centre du poumon. Cet aspect d'infarctus n'existe d'une façon nette, que sur cinq ou six noyaux, à d'autres endroits le poumon paraît sain sous les noyaux.

Rien à noter sur la plèvre diaphragmatique, ni sur la plèvre pariétale. Rien sur le péricarde. Rien au cœur. Le foie, les reins, la rate, les ovaires, l'utérus ne présentent rien d'anormal. Le cerveau n'a pas été examiné.

Voici le résumé des températures rectales du matin et du soir présentées par le malade pendant son séjour à l'hôpital :

T. R., 16 septembre, M.; S., 38°6, — le 17, 37°4; 39°3. — 18, 38°7; 39°2. — 19, 38; 39°2. — 20, 38°4, ponction; 37°9. — 21, 37°8; 38°7. — 22, 37°9; 39°3. — 23, 38°2; 39°1. — 24, 38°2; 39°6. — 25, 37°9; 38°8. — 26, 38°3; 39°1. — 27, 38; 38°1. — 28, 38°3; 37°9 — 29, 38°4; 39°1. — 30, 38°1; 37°8. — 1er octobre, 37°9; 39. — 2, 38°4; 38°8. — 3, 38°2: 38°4. — 4, 38°4; 38°7. — 5, 38°2; 38°5. — 6, 38°8: 39°1. — 7, 38°2; 39. — 8, 38°1; 38°1. — 9, 38°1; 38°7. — 10, 38°; 38°6. — 11, 38; 38°7. — 12, 38°4; 39°6. — 13, 38°; 38°6. — 14, 38°1; 38°8. — 15, 38°6: 38°8. — 16, 38°6; 38°9. — 17, 38°4; 38°6. — 18, 37°6; 38°5.

Les pièces se rapportant à cette observation sont inscrites au laboratoire de la Faculté de médecine, sous le numéro 248, le 21 octobre 1888.

Sous la lettre A, se trouve la tumeur ancienne du lobe droit; cette tumeur présente sur les coupes des îlots épithéliaux peu caractérisés dans un stroma abondant.

Sous la lettre B, la tumeur récente du lobe gauche dont les coupes montrent des tubes épithéliaux multiples contenant pour la plupart un globe jaune central.

Les tumeurs de généralisation du poumon C et D sont identiques à la précédente.

Quant aux coupes du ganglion, elles présentent des îlots de généralisation d'aspect plus embryonnaire.

Observation VI

Cancer suraigu du corps thyroïde, par E. Rollet. *Gaz. méd. des hôpitaux* de Paris, 1888 et thèse d'Orcel, Lyon, 1889.)

C.., trente-cinq ans, cultivateur à Charency (Loire) entra dans le service de M. Poncet à l'Hôtel-Dieu, salle Saint-Louis, numéro 89, venant du service de M. le professeur Lépine, le 13 février, 1888. Pas d'antécédents héréditaires : deux frères en bonne santé. Bonne santé habituelle; pas d'alcoolisme, ni de syphilis. Marié, deux enfants bien portants. Depuis son enfance, on avait remarqué chez lui un léger goitre siégeant sur le milieu du cou et ne gênant nullement la respiration. Dans le pays où il habite et dans sa famille pas de goitre. Vers l'âge de seize ans, à plusieurs reprises il eut quelques accès d'oppression légère ; il avait souvent alors de la peine à courir et dans une marche un peu rapide la respiration lui manquait facilement. Il y a trois semaines environ, il prit froid ; sans avoir ressenti ni frissons, ni point de côté, il se mit à tousser beaucoup. Expectoration peu abondante. En même temps, il commença à éprouver un peu d'oppression et une certaine gêne au larynx. Il y a une quinzaine de jours son goitre augmenta de volume et l'oppression était de plus en plus vive. C'est seulement depuis huit jours qu'il fut pris d'accès de suffocation longs et pénibles; le goître prenant un rapide accroissement et les nuits étant passées sans sommeil par le fait de l'oppression de plus en plus vive, il se décida à se présenter à l'Hôtel-Dieu, le 8 février. Il est d'abord reçu chez M. Lépine, où l'interne du service M. Paliard constata à son entrée les symptômes suivants : L'oppression est très marquée, le facies vultueux et cyanosé. Les veines jugulaires sont dilatées et très apparentes sous la peau. L'expiration est difficile et s'accompagne de tirage.

L'inspiration se fait bien. La toux est très fréquente ; un peu d'expectoration muqueuse. La voix est étouffée et rauque. Le cou est volumineux. On sent une masse volumineuse peu mobile, paraissant se prolonger en arrière de la fourchette sternale. A la partie moyenne, au niveau et en avant de la trachée, on sent une masse plus dure du volume d'un gros œuf, et là la pression réveille quelques douleurs. L'état général n'est pas très bon ; la peau est chaude. Température rectale 39 degrés. L'appétit est assez bien conservé, la digestion se fait bien.

A l'examen du thorax, rien à la percussion, la sonorité est normale. A l'auscultation on entend mal le murmure vésiculaire, car un bruit trachéal intense masque le bruit respiratoire. Rien au cœur. Pas d'albumine dans les urines.

A l'examen laryngoscopique, on voit que les cordes vocales sont intactes, mais la trachée est aplatie dans son diamètre antéro-postérieur.

On décide l'application de vingt sangsues mais le lendemain l'oppression est toujours la même. On prescrit 5 grammes d'iodure de potassium, et le 13, la dyspnée étant de plus en plus vive, le tirage étant considérable, le malade est amené dans le service de chirurgie de M. le professeur Poncet.

A ce moment, les accidents d'asphyxie étaient d'une gravité extrême. La tumeur médiane était d'une grande mobilité, comme isolable facilement des lobes latéraux. M. Poncet se décide alors à enlever le lobe médian, se réservant de pratiquer la trachéotomie si, après cette ablation la dyspnée persistait. Pas d'anesthésie. M. Poncet fait une longue incision sur la ligne médiane, et par cette ouverture contourne la tumeur et l'isole. Mais à ce moment l'asphyxie est complète, la tête se renverse en arrière, la face devient livide et le pouls n'est plus perceptible. Aussitôt, M. Poncet transforme l'incision verticale en une incision cruciforme s'étendant de chaque côté jusqu'aux veines jugulaires externes. La tumeur est alors soulevée avec le doigt, mais elle cède à la pression et donne issue à une matière abondante, molle et diffluente. Cette poche ouverte est vidée rapidement avec une éponge et à travers sa paroi postérieure rigide, dissimulant la trachée, la trachéotomie est pratiquée ou plus exactement la crico-trachéotomie, le cartilage cricoïde ayant été senti sous le doigt tout d'abord. Une canule est placée et le malade, sans mouvements, couvert d'une sueur froide est rappelé à la vie par la respiration artificielle, la pile électrique, etc. On panse la plaie avec de la gaze iodoformée et le malade est ramené dans son lit. Le lendemain l'état général est bon, le malade respire facilement. Le surlendemain, on enlève la canule. Dans la suite état de plus en plus satisfaisant ; les crises de dyspnée ont cessé, le malade parle et revient à la santé. Mais le 22 février, un peu de toux et à l'auscultation on entend quelques râles muqueux disséminés.

Le 25, la dyspnée apparaît de nouveau. Menaces de suffocation. En l'absence de M. Poncet, M. Mollière qui voit le malade, lui place dans la trachée une longue canule de 10 centimètres environ, une canule ordinaire entrant à peine dans la trachée, à cause de l'épaisseur des masses qui sont situées en avant et surtout de chaque côté. Un certain soulagement se produit, la respiration se fait mieux. Mais dans la nuit des accès de suffocation se renouvellent et le malade meurt asphyxié.

Autopsie le 27 février. — Au cou, la tumeur s'étend du cartilage thyroïde et descend en bas et en arrière du sternum jusqu'au niveau de la crosse de l'aorte. Là elle est située entre la carotide primitive gauche et le tronc brachio-céphalique sur lequel elle passe en avant. De chaque côté, la tumeur s'étend et recouvre les deux carotides primitives et jugulaires internes. Dans sa partie antérieure, la masse répand une odeur nauséabonde. Pus jaunâtre.

Elle a dans sa partie antérieure une épaisseur de 4 centimètres environ. De chaque côté, cette tumeur est d'une couleur blanchâtre ressemblant à de la laitance de poisson. Dans certains endroits existent des points jaunâtres ramollis par îlots. Par contre dans d'autres parties, certains points apparurent non altérés et présentant des vésicules à contenu jaunâtre ou rougeâtre. A droite la masse dégénérée remonte jusqu'à l'os hyoïde. Rien à la partie postérieure de la trachée. On incise la trachée et sur la muqueuse, piqueté rougeâtre, sur la partie latérale droite ulcération jaunâtre de la largeur d'une pièce de 20 centimes. Points jaunâtres de la grosseur d'une tête d'épingle au-dessous de la corde vocale inférieure gauche. Aspect rougeâtre, pointillé sur toute la muqueuse du larynx, de la trachée et des grosses bronches. Quelques ganglions carotidiens dégénérés.

A l'ouverture de la cage thoracique, on constate un peu d'épanchement séreux au niveau de la plèvre droite. Adhérences nombreuses et fausses membranes. Dans tout le poumon droit, de la base au sommet, sur toute la partie périphérique, une soixantaine de petits noyaux de la grosseur d'une lentille environ. Ces petits noyaux sont blanchâtres, quelques-uns entourés d'une auréole rougeâtre. Congestion pulmonaire à la partie postérieure. Emphysème à la partie antéro-inférieure. Pas trace de tubercules au sommet. A la partie antérieure et moyenne, sorte de kyste de la grosseur d'une noix; la poche est dure et résistante et le contenu est jaunâtre. Le poumon gauche présente de la congestion à la partie postérieure. A la coupe, il est rouge vineux ; emphysème à la base. Pas de tubercules, pas de fausses membranes. Une vingtaine de noyaux, de la grosseur d'une lentille, sont disséminés ; deux ou trois sont gros comme des noyaux de cerises.

Le cœur présente de l'insuffisance tricuspidienne.

Le foie est volumineux. Dans sa partie antérieure et moyenne, petit noyau de la grosseur d'une tête d'épingle. Dans la partie inférieure, au niveau de son bord externe et tranchant, noyau de la grosseur d'une petite olive. A la coupe, il est jaunâtre, non ramolli au centre. Les reins et la rate ne présentent pas de trace de généralisation. Trois petites rates supplémentaires sont appendues à des branches de bifurcation de l'artère splénique. L'examen histologique fait au laboratoire d'anatomie pathologique de la Faculté a montré qu'on était en présence d'une tumeur conjonctive essentiellement maligne.

Observation VII

Cancer suraigu du corps thyroïde, par E. Rollet. (*Gaz. méd. hôp. Paris*, mai 1888, et Thèse d'Orcel, Lyon, 1889.)

L..., Jean-Benoît, tanneur, quarante-deux ans, habitant à Just-le-Pendue (Loire), entré, le 7 mars 1888, à l'Hôtel-Dieu, dans le service de M. le professeur Poncet, salle Saint-Martin, n° 5, où l'observation est recueillie par M. A. Chaintre.

Antécédents héréditaires inconnus. — Bonne santé habituelle, aspect vigoureux. — Il y a quinze ans environ, cet homme s'aperçut de l'existence d'une petite tumeur située en avant de la trachée, au niveau et au-dessus de la fourchette sternale. Cette tumeur augmenta peu à peu d'année en année, mais sans jamais occasionner de gêne respiratoire.

Il y a seulement quinze jours, le malade constata l'augmentation subite du volume de sa tumeur qui, en quelques jours, arriva à gêner sa respiration d'une façon notable. A son entrée à l'hôpital, on constate une tumeur énorme, occupant toute la région antérieure du cou. Cette tumeur est nettement bilobée. Le lobe médian descend jusqu'à la fourchette sternale, derrière laquelle on le voit s'engage profondément. Les deux lobes latéraux sont situés un peu plus haut et recouvrent la région carotidienne des deux côtés. Cette tumeur présente un aspect lobulé et un riche réseau veineux qui en recouvre toute la surface. La peau n'est nullement adhérente en aucun point. Pas de douleurs ; à la palpation, on constate quelques bosselures, quelques points où l'on perçoit une sorte de fausse fluctuation. La tumeur a des adhérences profondes et il est impossible d'en limiter le contour.

Si l'on fait faire au malade un mouvement de déglutition, on voit la tumeur s'élever en masse avec le larynx. Cette tumeur provoque des accès de suffocation intenses. La respiration est difficile ; tirage et cornage manifestes. Dès que le malade essaye de faire un mouvement, ces symptômes s'aggravent et il est pris d'une dyspnée très marquée. C'est à peine depuis quinze jours qu'il a de la gêne respiratoire. La voix est faible, éteinte par moments et entrecoupée par des mouvements inspiratoires très pénibles. Pas de douleurs s'irradiant.

Le 8 au matin, l'oppression étant toujours très vive, la face étant cramoisie par moments et l'asphyxie imminente, M. Poncet jugea l'intervention chirurgicale nécessaire. Pas d'anesthésie. Une longue incision verticale est pratiquée sur la partie antérieure de la tumeur; la tumeur est incisée profondément et il sort alors un liquide séro-sanguinolent rempli de masses molles, grisâtres. M. Poncet, ne pouvant sentir avec le doigt la trachée située profondément, se donna du jour par une incision transversale intéressant seulement les parois de la poche; l'incision primitive est ainsi transformée en incision cruciale. Puis en explorant la partie la plus profonde de la masse de la tumeur, M. Poncet sent la trachée à travers la paroi postérieure de la poche du goitre; il incise cette paroi épaisse et dure pour avoir la sensation nette du cartilage cricoïde. Aussitôt la trachéotomie est faite, le malade étant cyanosé et l'asphyxie complète imminente.

Une longue canule d'environ 10 centimètres est placée, le malade s'asseoit sur le lit d'opération et la respiration se fait bien. Le malade se sent soulagé.

L'hémorragie est arrêtée par quelques torsions d'artérioles, on saupoudre la plaie d'iodoforme, on panse à la gaze; une heure après l'opération, hémorragie grave venant des bronches des artères thyroïdiennes supérieures, l'hémostase est faite au moyen de pinces laissées à demeure.

Pendant la soirée et la nuit qui suivent l'opération, le malade respire mieux, mais il est affaibli, pâle et exsangue.

Le lendemain, à 11 heures du matin, il prend une syncope et meurt sans qu'on ait pu le ranimer.

Autopsie. — Par une longue incision pratiquée transversalement au-dessus de l'os hyoïde, on enlève toutes les parties molles de la région sus-hyoïdienne jusqu'à la bifurcation de la trachée. La trachée est ramollie dans toute la région qui avoisine la tumeur, surtout à sa partie antérieure. Immédiatement au-dessous de l'isthme du corps thyroïde, elle est coudée à angle obtus et rétrécie brusquement. Elle n'offre pas la déformation en fourreau de sabre.

On trouve un peu partout, mais surtout au-dessous du point rétréci de petits foyers hémorragiques et les lésions d'une trachéite chronique. La tumeur adhère intimement à la trachée et il est impossible de l'en détacher sans en enlever de petites portions. L'artère carotide primitive, la veine jugulaire interne, le pneumogastrique et le grand sympathique des deux côtés sont recouverts par la tumeur, mais ne paraissent point altérés.

La tumeur est sphéroïde, d'une dureté considérable et elle affecte tous les lobes de la glande. Elle entoure à peu près complètement la trachée, mais elle proémine un peu à gauche, ce qui fait produire la coudure de la trachée à droite. La consistance générale est dure, ligneuse. A la coupe, elle diffère suivant les différents points où on l'examine. En arrière, contre la trachée et sur les côtés on trouve de l'hypertrophie ancienne du corps thyroïde.

Le tissu de la tumeur, dans ces points, est fin, résistant; il crie sous le scalpel, il a subi la dégénérescence fibreuse et dans la partie qui confine directement à la paroi antérieure de la trachée, il offre une structure lobulée, des masses blanchâtres, de nouvelles formations engainées dans des tissus fibreux d'où l'on peut, jusqu'à un certain point, les énucléer. Ces masses sont molles, pulpeuses et constituent presque à elles seules toute la partie antérieure de la tumeur.

On trouve de petits ganglions sur les côtés du cou ; les uns sont durs et paraissent normaux à la coupe ; d'autres sont plus gros, un peu différents et reproduisent, sur leur surface de section, l'aspect général de la tumeur ; on le trouve presque dans le médiastin et le creux sous-claviculaire. Pas de noyaux de généralisation dans les viscères, rien à l'examen des os longs. Le foie est gras et les poumons ne présentent rien d'anormal.

Des préparations microscopiques ont affirmé la malignité de la tumeur. C'est un cancer du corps thyroïde, le sarcome des auteurs.

Observation VIII

Cancer aigu suppuré de la thyroïde.

Mme G..., demeurant rue du Bourbonnais, Lyon, âgée de trente-huit ans, se présente dans le cabinet de M. le professeur Poncet, le 20 avril 1891.

Hypertrophie thyroïdienne légère datant de dix ans environ et n'ayant jamais occasionné de gêne à la malade. Depuis deux mois, augmentation du volume du cou et dans ces derniers temps accroissement de la tumeur surtout à droite; enfin depuis quinze à vingt jours, douleurs vives, lancinantes dans la région.

A droite, la peau est de coloration rosée et on a la sensation de ramollissement, de fluctuation.

M. Poncet diagnostiqua en tenant compte de la marche, des douleurs, des troubles fonctionnels, dysphagie, gêne de la respiration, etc., une suppuration dans un cancer encéphaloïde de la thyroïde.

La porte d'entrée des accidents infectieux aurait été, d'après lui, une légère éruption cutanée produite par un emplâtre de Vigo, appliqué huit jours auparavant.

En tenant compte des douleurs extrêmement vives éprouvées par la malade au niveau de ce foyer inflammatoire, M. Poncet pratiqua une incision de 6 à 8 centimètres sur la partie culminante.

Elimination de masses ramollies, diffluentes, la valeur d'un demi-verre. Ces masses encéphaloïdes particulièrement molles sont infiltrées de pus.

Drainage. Pansement antiseptique.

A la suite de cette intervention il y eut une détente, la malade fut soulagée, mais la marche aiguë de la tumeur n'en continua pas moins et la malade succombait le 2 mai 1891.

Observation IX

(Porte, *Lyon médical*, 19 juillet 1891.)

Il s'agit d'un homme de cinquante et un ans, entré le 11 mai 1891 dans le service de M. le professeur Poncet.

Le cas est particulièrement intéressant à trois points de vue ; le développement de la tumeur sur un ancien goitre, la rapidité de l'évolution de la maladie dont le début remonte à trois mois, enfin le passage à la suppuration de certains points de la tumeur ayant hâté la terminaison.

Cet homme était porteur d'un goitre du lobe latéral droit du corps thyroïde depuis l'âge de vingt-cinq ans. Ce n'est que depuis trois mois qu'il a remarqué à ce niveau la formation de noyaux durs qui ont déterminé par compression de la trachée des troubles respiratoires.

A son entrée, le malade a la figure cyanosée, les veines du cou dilatées, il a du cornage assez prononcé. Trois jours après son entrée, il a un peu de fièvre, la température oscille entre 38 degrés et 38°,5 ; le 16 mai il prend un accès de suffocation. M. Jaboulay pratique la laryngotomie ; le malade est soulagé pendant une heure mais les accidents de suffocation reparaissent et il meurt trois jours après.

A l'autopsie, la tumeur descend jusqu'à 1 centimètre au-dessus de la bifurcation de la trachée, qui est elle-même déviée à la fois dans le sens antéro-postérieur et dans le sens latéral.

La tumeur a envahi la partie postérieure de la trachée, et c'est probablement par ces ulcérations qu'ont pu pénétrer les germes ayant amené la suppuration de certains points de la tumeur.

Observation X

Cancer aigu du corps thyroïde. (Observation communiquée par M. le Dr Orcel.)

P..., grainetier à Condrieu (Rhône), âgé de cinquante-sept ans est adressé à M. le professeur Poncet par le Dr Arribeau, de Condrieu, le 4 novembre 1892 pour une volumineuse tumeur du cou.

Ce malade est né à Condrieu et n'a jamais habité ailleurs. Son père est mort à quatre-vingt-trois ans paralysé ; sa mère est morte à soixante-treize ans d'une affection dont il ne peut préciser la nature. Toutefois, elle aurait eu à l'âge de trente-six ans un bouton sur le nez qui paraît avoir été détruit par les caustiques. Quatre frères ou sœurs, tous bien portants. Un de ses frères aurait eu à l'âge de seize ans un petit goitre qui aurait disparu à la suite de frictions.

Bonne santé antérieure. Marié, père de cinq enfants tous bien portants, il aurait perdu une petite fille à l'âge de six mois d'une fluxion de poitrine.

Début de l'affection actuelle il y a douze ou quatorze ans par une petite tumeur grosse comme une noisette siégeant sur le côté droit du cou. Elle grossit lentement sans le gêner en aucune façon : le malade se souvient qu'au début cette tumeur était mobile et qu'elle se déplaçait quand il mangeait.

Il y a six mois environ, le malade s'aperçut de l'apparition en arrière de sa tumeur, de petites glandes distinctes qui roulaient sous les doigts.

Peu à peu la tumeur principale a augmenté de volume, mais c'est surtout depuis cinq jours qu'elle aurait encore pris un plus grand développement. C'est à partir de cette date que le malade aurait constaté l'envahissement du côté opposé de son cou. En ce court espace de temps, la tumeur, prétend le malade, aurait doublé de volume. Actuellement, elle s'étend de l'os hyoïde à la fourchette sternale. Elle présente une consistance dure uniforme bosselée. Toutefois à droite et en bas on constate un petit point ramolli qui donne en un espace très restreint une sensation de fausse fluctuation, de mollesse plutôt. La peau ne paraît pas envahie à son niveau ; pas de dilatations veineuses, pas de rougeur des téguments.

La tumeur est absolument fixée : on ne peut lui imprimer de mouvements dans aucun sens, ni verticalement ni transversalement Elle est bridée surtout à droite par le sterno-mastoïdien correspondant qui la fixe encore davantage quand on a déterminé la contraction. Le larynx est fortement dévié à gauche.

Le malade accuse peu de troubles de la déglutition, mais il se plaint de sensations d'étouffement et de suffocation. La voix est un peu altérée : il y a de la dysphonie. Le malade est très affirmatif sur ce fait que les troubles de la voix et de la respiration ne datent que de cinq ou six jours au plus.

En arrière de la tumeur principale, et à droite plus particulièrement, on constate des masses ganglionnaires assez distinctes présentant au toucher une consistance dure assez analogue à celle de la tumeur principale. Un de ces ganglions présente le volume d'une petite noix et se déplace assez facilement soit sur les parties sous-jacentes, soit sous la face profonde de la peau. Le creux sus-claviculaire du côté droit est également le siège de masses ganglionnaires dont la présence efface le méplat correspondant normalement à cette région. On trouve aussi du côté de l'aisselle des ganglion volumineux.

Pas de symptômes de compression nerveuse. Les pupilles sont sensiblement égales et réagissent également à la lumière et à l'accommodation.

Le malade accuse quelques douleurs assez vagues dans la région occipitale.

L'auscultation du cœur ne révèle rien d'anormal, non plus que l'examen du thorax. Le malade d'ailleurs ne tousse pas ; jamais il n'a présenté de crachats teintés de sang.

L'état général est assez bon ; le malade est fort et bien musclé ; l'appétit est conservé. Toutefois, il croit pouvoir affirmer qu'il a notablement maigri ces temps derniers. Son teint est jaunâtre, comme cireux.

Les fonctions digestives s'accomplissent normalement; le volume du foie paraît normal.

Le cou du malade mesure le 6 novembre, au niveau de sa partie moyenne qui est aussi la plus saillante, une circonférence de 48 centimètres.

Pas d'intervention possible. Le malade quitte l'Hôtel-Dieu.

Nous avons écrit à son médecin à Condrieu pour avoir des renseignements sur la suite de l'affection. Voici ce que le Dr Arribeau a bien voulu nous répondre : « Le malade à son retour a, pendant quelques jours, suivi un traitement de rhabilleur basé sur les vésications périphériques multiples ; au bout de ce temps, j'ai été rappelé : la masse avait subi un accroissement considérable; des tumeurs secondaires se sont rapidement développées à l'aisselle et à l'aine du côté droit, l'asphyxie a progressé et le malade est mort littéralement étouffé quatre à cinq semaines après sa visite au Dr Poncet. »

Observation XI (personnelle)

Cancer aigu du corps thyroïde.

Jean L.., quarante-six ans, cultivateur demeurant à Bessenay (Rhône) entre à l'Hôtel-Dieu le 21 avril 1894, n° 11 de la salle Saint Philippe, dans le service de M. le professeur Poncet.

Père mort à cinquante ans probablement d'une attaque d'apoplexie. Mère morte à quatre-vingts ans d'affection indéterminée. Sœur en bonne santé ayant un gros cou.

Quelques goitres dans le pays.

D'une intelligence très médiocre, il a toujours joui d'une bonne santé; cependant il a eu l'influenza en 1889.

Il y a quinze ans qu'il était porteur d'un goître développé dans les deux lobes du corps thyroïde, mais surtout aux dépens du lobe droit qui formait une petite tumeur de la grosseur d'une noix, son hypertrophie thyroïdienne ne lui avait jamais causé de troubles ctofnionnels, ni même de gêne, lorsqu'il y a six semaines environ, sans cause appréciable, il vit le lobe gauche de sa thyroïde prendre un rapide développement ; le lobe droit ne changea pas de volume. Le malade ne se préoccupa pas tout d'abord de cet état de choses, mais finalement, inquiet des troubles fonctionnels qui commençaient à apparaître, il se décida à venir à l'Hôtel-Dieu.

Actuellement le malade se présente dans l'état suivant :

Du côté droit, tumeur de la grosseur d'une noix, indolente, molle, presque fluctuante se soulevant avec le larynx dans les mouvements de déglutition. A ce niveau, la peau est normale et mobile sur la tumeur.

Du côté gauche, on voit deux masses volumineuses comprises dans l'espace situé de l'oreille à la clavicule, la première immédiatement au-dessous du lobule de l'oreille est allongée dans le sens vertical et a le volume d'une mandarine ; la seconde de forme arrondie est située au-dessous ; du volume d'une grosse orange, elle atteint la clavicule.

Ces deux masses sont douloureuses à la pression ; elles sont de consistance dure, sauf au point culminant de la tumeur inférieure où l'on sent manifestement de la fluctuation. Elles sont adhérentes aux parties profondes et ne suivent pas les mouvements d'ascension du larynx ; à leur niveau, la peau est normale, mais immobile sur elles.

A leur périphérie et surtout le long de la tumeur allongée dans le sens du paquet vasculaire, on sent de nombreux ganglions indurés. Pas de ganglions dans la région axillaire. Circonférence du cou 41 centimètres. Veines du cou volumineuses. Les sterno-mastoïdiens sont distendus et étalés sur la tumeur : les mouvements de la tête sont très gênés sans être impossibles.

Le conduit laryngo trachéal est fortement dévié à droite.

Sensation de tension pénible au niveau de la tumeur et douleurs assez violentes à la pression.

Douleurs de voisinage, douleurs irradiées dans la région de l'oreille correspondante dans la nuque et dans la tête avec paroxysmes surtout la nuit et empêchant le malade de dormir.

Pas de douleurs dans l'épaule, ni dans le bras correspondant.

Déglutition difficile ; dysphagie première en date ayant débuté il y a trois semaines; les aliments solides et surtout la viande ne passent pas facilement. Appétit diminué.

Pas de dyspnée véritable. Respiration un peu gênée cependant : le malade est très vite essoufflé quand il marche un peu vite ou quand il fait un travail demandant une certaine somme d'efforts.

Pas d'accès de suffocation bien marqués, le malade a cependant des accès d'oppression brusque lorsqu'il est au lit.

Voix faible. Le malade tousse un peu et a une légère expectoration.

Pas de symptômes de compression : Pupilles normales.

Pas de troubles moteurs du côté des membres.

Perte des forces. Amaigrissement notable. Teinte jaune terreuse.

Rien au cœur, ni aux poumons.

Température 37°7.

23 avril. — Dans la partie fluctuante de la tumeur on pratique une ponction avec un trocart à hydrocèle : il sor une cuillerée environ d'un liquide séro-purulent, puis du sang rouge.

28 avril. — Le malade constate aujourd'hui que la tumeur qui s'était légèrement affaissée après la ponction se met à grossir de nouveau. Il a beaucoup souffert la nuit dernière de violentes douleurs dans la tête. Il ne mange plus de viande depuis son entrée à l'hôpital.

30 avril. — Comme M. le professeur Poncet ne juge pas une intervention utile, le malade quitte le service.

12 mai. — Le malade effrayé par le développement croissant de sa tumeur, rentre de nouveau à cette date, salle Saint-Martin.

Pas de changement dans les troubles fonctionnels.

16 mai. — Le malade voyant qu'on ne peut rien pour lui sort de l'hôpital.

Nous avons appris par le maire de la commune, que ce malade était mort le 25 juin 1894.

Observation XII

Sarcome primitif du corps thyroïde, par M. Jayle, interne des hôpitaux. (*Bull. Soc. Anat. Paris*, novembre 1893).

J... (Georges), âgé de soixante-seize ans, entre le 18 mai 1893 à l'hôpital Saint-Antoine, salle Louis, n° 23 bis, dans le service de M. le Dr Letulle.

Excellente santé jusqu'à il y a un an. A cette époque, il ressent de violentes douleurs dans les oreilles, douleurs bientôt suivies de double surdité complète. Suppuration consécutive de l'oreille gauche, puis de l'oreille droite.

Retour de l'ouïe.

Ces douleurs d'otite étaient à peine calmées qu'il en survient de nouvelles à la partie droite du cou, remontant en haut jusqu'à l'apophyse mastoïde et descendant en bas dans le creux sus-claviculaire.

Il y a deux mois, le cou commence à se tuméfier et la respiration devient gênée. Les douleurs persistent très vives et ne sont apaisées par aucun médicament.

La gêne de la respiration s'accentue peu à peu et bientôt le patient est obligé de dormir assis, le décubitus dorsal provoquant de l'étouffement.

La déglutition devient elle-même difficile; le malade a l'impression d'un obstacle dans l'œsophage et depuis trois semaines il se nourrit exclusivement de liquides.

Etat actuel. — Homme vigoureux, d'une stature et d'une corpulence notables.

Tuméfaction notable du cou ; dilatation des veines jugulaires.

Les veines superficielles de la poitrine se dessinent nettement jusque dans leurs plus fines ramifications ; de même, les veines de la face s'injectent et deviennent turgescentes à chaque effort Dès que le malade parle, la face tout entière se cyanose, les yeux prennent une fixité absolue, et, au bout de quelques paroles la suffocation apparaît.

La palpation est difficile, d'autant plus que le tissu cellulaire du cou est épais et œdématié; néanmoins, immédiatement au-dessus du sternum, on voit contre la trachée une induration se continuant vers la droite, dont il est difficile de limiter les contours. Quelques ganglions carotidiens à droite. Poumons emphysémateux.

Cœur : bruits sourds, mal frappés.

Urines : pas de sucre, ni d'albumine.

19 mai. — Mort dans un accès de dyspnée, le lendemain de l'entrée à l'hôpital.

Autopsie. — L'autopsie a démontré l'existence d'une tumeur du volume d'une petite mandarine, développée aux dépens du lobe droit du corps thyroïde. Cette tumeur contourne la trachée à droite et envoie un prolongement entre elle et l'œsophage, prolongement qui comprime ce dernier à en rétrécir le calibre des deux tiers au moins. La trachée n'est aucunement déformée.

La tumeur est très dure, nettement limitée, comme encapsulée et pourrait être extirpée. A la coupe, elle présente une consistance fibreuse ; ça et là, elle devient molle, offre par places des points d'aspect puriforme et quelques noyaux d'une dureté osseuse.

Sur le trajet des vaisseaux carotidiens, existent plusieurs ganglions très durs, du volume d'un pois à celui d'un gros haricot.

L'examen des viscères n'a révélé aucune grosse lésion macroscopique.

Examen microscopique pratiqué par M. le Dr Letulle.

Après décalcification par l'acide picrique, les coupes faites dans toute l'épaisseur de la masse montrent :

1° Au centre de la tumeur, de larges blocs d'un tissu fibroïde, à peu près invasculaire, et caractérisé par des travées dans lesquelles on n'aperçoit que quelques rares éléments cellulaires dégénérés. La substance fondamentale ressemble à du tissu fibreux ; elle est parsemée de nombreuses granulations jaunâtres, brillantes, reliquats des sels calcaires. Les cellules sont, pour la plupart, de longs éléments fusiformes, cellules connectives, ou éléments sarcomateux encore munis d'un noyau, mais remplis de granulations jaunes brillantes. En certains points on trouve de grandes cellules ramifiées, anastomosées les unes avec les autres, en tout semblables à des cellules conjonctives muqueuses, noyées dans une gangue amorphe infiltrée de sels de chaux avant la décalcification.

2° La périphérie de la tumeur fournit des renseignements plus certains; toute trace de la glande thyroïde, c'est-à-dire des éléments épithéliaux y a totalement disparu, ainsi d'ailleurs qu'au centre. Mais les tissus sont vivants, vasculaires et uniquement composés de cellules fusiformes tassées les unes contre les autres. Il en résulte un tissu conjonctif anormal, tout en éléments, un sarcome dépourvu presque complètement de gangue interstitielle et irrigué par un grand nombre de canaux vasculaires larges, limités par les grandes cellules de la masse tumorale.

L'orientation des trousseaux cellulaires, semble, sur quelques points, se faire par rapport aux conduits vasculaires. Toutes les cellules de la tumeur sont à peu près égales, munies d'un noyau volumineux. On ne trouve en aucun point de cellules géantes, ni de myéloplaxes.

Une coque fibreuse assez dense entoure l'organe dégénéré et lui adhère intimement. De nombreux nerfs accompagnés de larges veines sont englobés soit dans l'enveloppe fibreuse, soit même dans les couches superficielles de la tumeur.

Plusieurs des ganglions lymphatiques gros et durs, voisins de la tumeur, ont été coupés : tous sont envahis dans leur totalité par des éléments sarcomateux identiques à ceux décrits précédemment.

Une zone fibreuse épaisse enveloppe chacun de ces petits sarcomes ganglionnaires.

Aucun des muscles voisins n'a été atteint. La face antérieure de la trachée est respectée.

Observation XIII (personnelle).

Cancer aigu du corps thyroïde.

Etienne L..., soixante-trois ans, cantonnier, né à Saint-Jean-la-

Bussière, près Thizy (Rhône), demeurant à Amplepuis (Rhône). Entré le 29 septembre 1894, à l'Hôtel-Dieu, service de M. le professeur Maurice Pollosson, au n° 48 de la salle Saint-Louis.

Père mort âgé. Mère morte subitement d'affection indéterminée : elle portait un léger goitre qui ne lui avait jamais causé, ni gêne, ni douleur.

Il y a environ quarante ans, le malade s'aperçut du développement lent, mais progressif, de deux lobes latéraux de son corps thyroïde, qui formèrent une légère saillie de chaque côté de la ligne médiane. Jamais, il n'en éprouva le moindre inconvénient.

La déglutition, la respiration et la phonation étaient normales.

Il y a un mois, le malade remarqua que sa tumeur prenait un plus grand développement ; en même temps, il ressentit de violentes douleurs dans la face, les dents, la région de l'oreille ; depuis cette époque, au dire du malade, la tumeur aurait triplé de volume.

Depuis huit jours environ sont survenus des troubles de la phonation qui sont allés en augmentant ; en même temps apparut une gêne notable de la déglutition, allant aussi progressivement.

La respiration était un peu troublée, mais il n'y avait pas cependant de dyspnée véritable, ni d'accès de suffocation.

Actuellement on se trouve en présence d'un homme cachectique, à teinte terreuse, portant une volumineuse tumeur développée aux dépens des trois lobes du corps thyroïde. Le lobe droit est le plus hypertrophié ; il a le volume d'une orange, il est d'une dureté moyenne et présente des bosselures très appréciables ; un point situé à la partie inférieure de ce lobe est plus dur que le reste de la tumeur ; il présente une consistance calcaire.

Le lobe gauche, moins volumineux, de la grosseur d'une mandarine, a une consistance moins dure que le lobe droit.

Le lobe médian est constitué par deux tumeurs beaucoup plus petites, de la grosseur d'une petite noix; la plus inférieure s'engage un peu au-dessous de la poignée du sternum.

La peau est intacte, mobile sur la tumeur ; les veines superficielles sont légèrement dilatées, surtout du côté droit.

La tumeur suit les mouvements du larynx pendant la déglutition et est mobile sur les parties profondes. On sent un petit ganglion à la partie inférieure du lobe gauche. Pas de ganglions dans les creux sus-claviculaires.

Circonférence du cou : 48 centimètres.

Les troubles de la déglutition sont très accentués : le malade ne peut pas prendre des aliments solides ; les liquides mêmes passent difficilement, en causant de la douleur.

Les troubles de la phonation vont aussi en croissant ; le malade a une aphonie presque complète.

Peu de troubles respiratoires. Simple gêne de la respiration.

Les muscles sterno-mastoïdiens brident la tumeur. L'os hyoïde et le cartilage thyroïde occupent leur situation normale.

Pupilles à peu près égales.

2 octobre. — En raison des troubles fonctionnels graves allant en augmentant d'intensité, M. le professeur Pollosson se décide à faire une opération palliative, il pratique l'exothyropexie. Il fait une incision verticale, partant de la limite supérieure du cartilage thyroïde et descendant jusqu'au sternum. Débridement par des incisions transversales de chaque côté.

L'opération ne présente pas de difficultés ; hémorragie presque nulle. La tumeur est attirée en avant, de façon à dégager les organes sous-jacents ; on la maintient dans cette position en la soutenant à sa périphérie avec des lanières de gaze stérilisée. Pansement. Le soir : Température = 38°8.

3 octobre. — Temp. Mat. 38°2.
— Soir 38°9.

4 octobre. — Temp. Mat. 38°3.
— Soir 39°3.

Les troubles de la phonation sont moins accentués. Le malade a dormi un peu.

5 octobre. — Temp. Mat. 38°4. Les troubles de la respiration ont très accentués ; il y a du tirage et les phénomènes d'asphyxie saisant leur apparition, M. Pollosson pratique la trachéotomie. Au préalable, il passe deux fils dans le lobe médian et le fait attirer en haut, de manière à dégager la trachée située profondément derrière le sternum, puis il l'incise au bistouri.

L'air pénètre en sifflant ; il place une longue canule qu'on fixe solidement avec deux lacets noués derrière le cou du malade. Rien de particulier à signaler. On recouvre la tumeur exothyropexiée de lanières de gaze stérilisée, ainsi que le pourtour de l'orifice de la canule. Pansement.

Le malade respire bien. Température le soir = 39°8.

6 octobre. Temp. Mat. 38°8. Le malade respire assez difficilement : il y a des signes intenses de trachéo-bronchite ; l'orifice de la canule laisse échapper du pus. On enlève le pansement ; la tumeur exothyropexiée est mise au jour ; les veines dilatées qui rampaient à sa surface semblent réduites de volume. Nettoyage soigneux de la canule intérieure. On saupoudre la tumeur avec de la poudre de salol. Pansement. Temp. Soir : 39°8.

7 octobre. — Temp. Mat. 38°2,
— Soir 39°9.
8 octobre. — — Mat. 38°5. Pansement.
— Soir 38°9.
9 octobre. — — Mat. 37°1.
— Soir 39°5.
10 octobre. — — Mat. 39°2. Pansement.
— Soir 39°6.
11 octobre. — — Mat. 39°5.

Le malade baisse visiblement, il est dans un état très précaire ; il entre en agonie à 1 heure de l'après-midi ; il respire très difficilement.

Temp. soir, à 5 heures : 39°2.

Le malade meurt à 9 heures du soir.

L'autopsie n'a pas été pratiquée.

Observation XIV

(Parmentier et H. Hartmann. — *Bulletins de la Société anatomique de Paris*, 1888, 5e série, t. II, p. 947.)

Il s'agit d'un cancer primitif du corps thyroïde survenu chez une femme de quarante-deux ans.

L'histoire clinique de la malade présente à relever les particularités suivantes : 1° préexistence d'un goitre développé quatorze ans auparavant, à l'occasion de la seconde grossesse ; 2° développement rapide de la tumeur qui a atteint des proportions considérables ; 3° intégrité de la peau, restée mobile sur les parties sous-jacentes ; 4° absence d'adénopathies de voisinage ; 5° absence de douleurs locales, mais irradiations douloureuses dans la face, dans le cou, dans l'épaule et dans le bras droit ; 6° certain degré d'impotence de tout le membre supérieur droit ; 7° troubles dyspnéiques et dysphagiques très prononcés ; 8° absence d'exophtalmie et de tachycardie ; 9° cachexie rapide, anémie profonde ; 10° leucocytose plus élevée que dans les cancers ordinaires (70.000 globules blancs par millimètre cube), sans augmentation de volume du foie, ni de la rate, sans adénie ; 11° terminaison, évolution rapide de l'affection (trois mois de durée) ; 12° mort par asphyxie au milieu d'accès de suffocation.

Autopsie. — Cadavre fort émacié. Les divers organes ont été examinés, mais ne présentaient d'autres altérations qu'un peu de congestion. Au sommet du poumon gauche se trouvait une petite induration ; la section montre qu'on avait affaire à un kyste rempli de matière crayeuse blanchâtre, environné de pneumonie interstitielle et ancienne.

Les bronches étaient rouges, injectées, renfermaient du mucopus que sur une section de l'organe on pouvait faire sourdre en gouttelettes des orifices béants. Pas de noyaux de broncho-pneumonie.

Le cœur, le foie, la rate et les reins n'offraient aucune lésion appréciable, sauf un peu de congestion de ces derniers viscères. Nulle trace de généralisation.

Examen de la tumeur. — La peau de la région du cou est incisée suivant une ligne verticale et médiane ; deux autres incisions suivant l'une le bord supérieur de la clavicule de chaque côté, l'autre le bord inférieur du maxillaire. On a ainsi deux lambeaux qu'on rabat de chaque côté.

Les veines sous cutanées sont normalement développées.

Les muscles hyoïdiens amincis sont étalés sur la tumeur ; le muscle sterno-mastoïdien droit est tendu et le recouvre en partie ; immédiatement au-dessous de lui se trouvent la carotide primitive, la veine jugulaire interne et le pneumogastrique. Les quelques ganglions voisins ne sont nullement tuméfiés.

La tumeur est développée aux dépens du lobe thyroïde du côté droit ; le lobe gauche est attiré vers la droite et occupe la ligne médiane ; l'œsophage refoulé en dehors longe la face latérale gauche de la trachée.

En bas elle descend jusqu'à l'articulation sterno-claviculaire et en haut elle remonte jusqu'à l'os hyoïde. Son diamètre vertical mesure 16 centimètres ; le diamètre transversal, de la trachée à la limite externe, est égal à 12 centimètres. Sa surface est régulière, sans bosselures.

Limitée en avant par une capsule fibreuse assez épaisse qui se perd progressivement en dehors, la tumeur contourne l'œsophage et la trachée et se trouve interposée entre ces conduits et les corps vertébraux.

Là, de même qu'en dehors, toute capsule a disparu et la masse morbide ne peut être détachée que par lambeaux.

Le lobe thyroïde gauche est d'aspect normal. Le lobe droit n'existe plus qu'à l'état de vestige ; une petite partie de la tumeur, la plus interne, le représente ; la partie moyenne montre de grands lobules à contenu colloïde, d'où la pression fait sortir un liquide gélatiniforme ; elle offre tous les caractères du goitre.

A mesure qu'on avance en dehors et en arrière, la consistance et la coloration se modifient. Les parties sont blanchâtres, ramollies et pulpeuses, infiltrées de suc laiteux, d'apparence encéphaloïde. L'examen histologique du suc obtenu par le raclage montre des cellules polymorphes, polygonales, volumineuses à un ou deux noyaux.

Examen microscopique. — Les caractères de la tumeur sont très différents suivant les points que l'on examine ; aussi peut on distinguer trois parties comme au point de vue macroscopique.

1° Partie antérieure et interne. — Cette région que l'on pouvait croire normale ne l'était qu'en apparence. Toute lobulation a disparu. Au lieu de lobules égaux, pourvus de cloisons limitant les follicules, on ne trouve plus qu'une trame épaisse, conjonctive, à bandes parallèles, où sont semés de distance en distance, et fort régulièrement, des follicules de volume et de dimensions variables. Il en est de volumineux et de petits avec tous les intermédiaires ; les uns sont nettement arrondis, les autres ovoïdes, allongés, comme aplatis, comprimés par le tissu fibreux. Leur contenu colloïde est très vivement teinté en jaune par l'acide picrique.

La surface interne de chaque follicule est tapissée par une couche de cellules cubiques formant couronne. Ces cellules ont un noyau prenant bien le carmin et un protoplasma jaunâtre. Entre elles et la matière colloïde, dont le contour est comme dentelé, existe un espace clair, espace vide que l'on pourrait prendre de prime abord pour une boule brillante. La plupart des follicules, au lieu de présenter une seule couche de cellules, en montrent deux ou trois rangées, tantôt également réparties à toute la circonférence, tantôt limitées à un point de la paroi ; parfois ces cellules fort nombreuses remplissent un follicule ; dans ces cas la substance colloïde est réduite au minimum sans cependant faire jamais entièrement défaut. Ces cellules sont d'ordinaire entourées d'un espace clair.

La périphérie du follicule est parfois nettement dilimitée ; mais le plus souvent les cellules, après avoir franchi la paroi, se sont développées dans le tissu conjonctif et forment des amas irréguliers, allongés, qui fusent plus ou moins loin dans les fentes laissées par l'intervalle des faisceaux. Ces mêmes cellules se retrouvent libres disposées en tuyaux de volume variable, à une certaine distance des follicules, n'ayant avec eux aucune relation.

Toutes ces cellules, aussi bien celles qui végètent dans l'intérieur des follicules que celles qui sont libres, reproduisent un même type : forme polygonale, un seul noyau, protoplasma clair à fines granulations brillantes jaunâtres se colorant fortement en jaune par l'acide picrique; auprès d'elles existe un bloc de matière colloïde.

Il n'existe nulle part de bourgeon conjonctif et vasculaire faisant saillie dans l'intérieur des follicules.

2° Partie moyenne. — Les coupes montrent de grands lobules dont l'intérieur est divisé par de minces tractus conjonctifs limitant des follicules démesurément agrandis. Leur surface interne est tapissée par plusieurs couches de cellules cubiques, polygonales, ayant des caractères semblables à celles qui ont été décrites plus haut. Le contenu est constitué par de la matière colloïde, ici très abondante.

Dans l'intervalle des lobules, les bandes plus épaisses de tissu conjonctif renferment des amas de cellules polygonales ayant conservé encore le type primitif, avec ou sans bloc colloïde autour d'elles. Il existe dans cette partie une grande cavité remplie de sang modifié. Quelques fibrilles de fibrine se voient encore nettement.

3° Partie postéro-latérale. — A mesure qu'on s'éloigne du poin de départ, la tumeur se modifie, ses caractères histologiques varient. Le tissu conjonctif est moins abondant; ses tractus moins épais limitent des espaces alvéolaires où les cellules s'écartent cette fois complètement du type primitif, elles sont irrégulières, volumineuses, polygonales et polymorphes, en fuseau, en raquette; ces cellules possèdent un ou deux noyaux, un protoplasma granuleux, moins clair, quoique renfermant d'assez nombreuses granulations brillantes, prenant bien l'acide picrique.

Ce sont là les caractères de la tumeur au niveau de la partie qui était ramollie, pulpeuse. En quelques points on retrouve tout ce qui caractérise la dégénérescence caséeuse : fines granulations brillantes, absence de forme cellulaire, alvéoles à contenu granulo-graisseux où l'on retrouve de loin en loin quelques cellules volumineuses arrondies avec un noyau et un protoplasma abondant.

Les vaisseaux de la tumeur n'offrent rien de particulier à noter; dans leur intérieur les globules blancs sont plus nombreux que de coutume.

On voit des globules rouges dans l'interstice des faisceaux du tissu conjonctif de distance en distance, quelques follicules en présentent dans leur intérieur.

Les ganglions voisins de la tumeur ne présentent aucune altération.

L'œsophage, la trachée, la carotide primitive ne montrent aucune modification de leurs parois.

OBSERVATION XV (personnelle).

Cancer aigu du corps thyroïde[1].

Claude B...., cinquante cinq ans, tisseur, né et demeurant à Marmond (Rhône), entre à l'Hôtel-Dieu le 23 avril 1894, salle Saint-Philippe, n° 6, dans le service de M le professeur Poncet.

Depuis trente ans ce malade était porteur d'un goitre qui ne lui avait jamais occasionné aucune gêne, mais depuis six semaines sa tumeur a augmenté rapidement de volume et des symptômes graves ont éclaté qui le décident à entrer à l'hôpital.

Actuellement, il se plaint d'une violente dyspnée avec cornage qui ne lui laisse pas de repos et qui est accompagnée d'accès de suffocation survenant lorsqu'il fait des efforts, lorsqu'il vient de manger ou quand on presse sur sa tumeur.

Depuis quelque temps, gêne de la déglutition qui augmente progressivement.

Il accuse également de vives douleurs dans la tête.

La tumeur est volumineuse (le périmètre cervical est de 52 centimètres) elle est constituée par deux masses paraissant développées aux dépens du lobe droit du corps thyroïde et séparées par un sillon. A son niveau, les veines de la région sont gonflées et volumineuses.

La masse externe fait une saillie très marquée à droite et en arrière, du volume d'une mandarine, elle est de consistance ferme; à son niveau la peau est mobile et normale. A sa périphérie et surtout vers son bord postérieur on sent des ganglions présentant une consistance extrêmement dure. Sur le bord postérieur du sterno-mastoïdien, une chaîne de ganglions plus petits de consis-

[1] Le malade étant mort le lendemain de son entrée, nous avons peu de renseignements à son sujet.

tance analogue. Cette masse externe, mobile sous la peau, est peu adhérente aux tissus sous-jacents.

La deuxième masse, plus interne, fait surtout saillie en avant et dépasse de 2 centimètres le sommet du menton; traversant la ligne médiane, elle empiète sur le côté gauche du cou. Elle a le volume d'une orange et à son sommet la peau immobile sur elle est violacée, amincie, ulcérée, recouverte de squames et de croûtes noirâtres. Elle est de consistance absolument ramollie De ce côté comme de l'autre on sent, surtout en arrière du sterno mastoïdien, de nombreux ganglions très durs. L'os hyoïde est en place, mais on ne peut par la palpation déterminer le siège du conduit laryngo-trachéal.

Du côté de la nuque et sur la ligne médiane on constate la présence d'une petite tumeur du volume d'une noix.

Pas d'autres renseignements. M. le professeur Poncet diagnostique un cancer aigu du corps thyroïde.

Le lendemain de son entrée, le 24 avril, à 5 heures du soir, après avoir écrit tranquillement une lettre de quatre pages, il mangea sa soupe; immédiatement après et brusquement il fut pris d'un violent accès de suffocation; lorsque l'interne de garde appelé arriva, il était mort.

Autopsie pratiquée le 26 avril par M. le Dr Curtillet, chef de clinique.

Incision verticale à droite de la ligne médiane entre les deux masses de la tumeur. Débridement transversal à droite et à gauche. A la surface, nombreuses veines dilatées.

Le sterno-mastoïdien droit est largement étalé et forme une nappe musculaire de la largeur de la main au-dessus de la masse externe. Tous les plans musculaires à la surface de la tumeur sont amincis et très étalés.

L'os hyoïde occupe sa situation normale, mais le cartilage thyroïde est immédiatement déjeté à gauche ainsi que la trachée qui forme une anse à convexité regardant à gauche. Le conduit laryngo-trachéal est ainsi appliqué au-dessous de la masse la plus interne et de nombreux ganglions contre la colonne vertébrale dont il n'est séparé que par les muscles prévertébraux.

La trachée est ainsi luxée à gauche de l'œsophage qui occupe à peu près sa situation normale sur la ligne médiane ; elle est immédiatement accolée à la carotide primitive gauche dont elle suit la direction.

Le nerf récurrent gauche ne paraît pas altéré ; il n'est pas englobé par la tumeur, il suit le bord gauche de la trachée et n'est plus en rapport avec l'œsophage.

Du côté droit, la veine jugulaire interne est énormément dilatée; la carotide primitive est accolée à la tumeur et incluse dans une sorte de gaine celluleuse qui enveloppe à la fois la tumeur, le vaisseau et une chaîne ganglionnaire qui suit son bord antérieur. Le nerf pneumogastrique est situé un peu plus en dehors ainsi que la veine jugulaire interne et n'est pas compris dans cette même gaine.

En aucun point, la trachée n'est accessible avant la dissection et avant la luxation de la tumeur en dehors : le conduit laryngo-trachéal est tout entier caché par la tumeur qui déborde du côté gauche d'au moins deux travers de doigt.

Un prolongement de la tumeur plonge très légèrement derrière la première pièce du sternum et recouvre encore la trachée : cette disposition eût rendu la trachéotomie impossible.

La tumeur et les organes voisins sont énucléés et détachés. La tumeur avec le larynx, une portion de la trachée et les vaisseaux pèsent 1000 grammes.

Dissection. Corps thyroïde. — Les deux masses principales sont développées dans le lobe droit ; on trouve en effet encore à gauche un lobe de tissu thyroïdien normal à l'aspect extérieur, mais contenant un noyau cancéreux à la coupe.

A la coupe, dans les points les plus jeunes la surface de section est homogène, rosée ou hémorragique ; dans d'autres points, le tissu est dur, fibreux, grisâtre. Dans le gros lobe médian, il y a au centre une grosse masse énucléable, molle, colorée en noir par une hémorragie récente.

La trachée déviée vers la gauche est un peu déformée ; la moitié droite du larynx est encastrée dans la tumeur, la moitié gauche est déviée et aplatie. Les cordes vocales sont intactes. Pas de ramollissement des cartilages. Après la section médiane postérieure, on voit que le néoplasme a poussé des bourgeons qui soulèvent trois ou quatre anneaux de la trachée dans leur moitié droite et oblitèrent une partie de la lumière du conduit. La trachée présente des signes non douteux de trachéite.

L'œsophage est libre dans toute sa longueur. Le récurrent gauche est libre. Le récurrent droit est rejeté en avant et en dehors et est accolé à la thyroïdienne inférieure avec laquelle il est englobé dans le néoplasme où la dissection devient impossible. Pas de solution de continuité dans la partie que l'on peut découvrir. Les parois de la thyroïdienne inférieure englobée sont ramollies et amincies. La carotide primitive droite accolée par des adhérences fibreuses assez étroites à la partie supérieure du néoplasme est fortement élevée en dehors et en arrière. En aucun point, on ne trouve d'usure des parois, ni d'ulcération. Les ganglions lymphatiques cervicaux sont envahis par l'affection : ils sont durs, volumineux, épithéliomateux.

Poumons. — Emphysémateux. Le poumon droit seul est un peu congestionné à la base : dans l'épaisseur du lobe supérieur du poumon droit et presqu'à la surface, on trouve un petit noyau de la grosseur d'un pois qui à la coupe présente un aspect cancéreux.

A la partie externe du poumon gauche, sur le feuillet viscéral de la plèvre, on trouve une petite plaque sphérique de la grosseur d'une lentille, très dure et qui paraît également de nature néoplasique. Quelques petits ganglions durs sur le trajet des deux grosses bronches et dans le médiastin.

Cœur. — Poids : 275 grammes à peu près normal. Le ventricule droit n'est pas dilaté. Le ventricule gauche a des parois très épaissies : la valvule mitrale offre des bords légèrement rugueux et indurés. La portion ascendante de l'aorte est légèrement dilatée.

Reins. — Paraissent normaux, très congestionnés. Poids : 145 grammes.

Foie. — Normal. Poids : 1350 grammes.

Rien au cerveau, au tube digestif, à la rate, aux testicules.

L'examen microscopique pratiqué par M. le Dr Dor a démontré qu'il s'agissait d'un sarcome du corps thyroïde avec métastase dans les poumons.

Observation XVI

(Communiquée par M. le Dr A. Rivière.)

Cancer du corps thyroïde à marche aiguë par le Dr Gonnet.

Madame X..., quarante-neuf ans, réglée, a toujours joui d'une bonne santé. Pas d'antécédents héréditaires. Père mort d'angine de poitrine, mère soixante quatorze ans, bien portante. Ennuis depuis quelques années. Surmenage mondain à l'occasion du mariage de sa fille qui s'est fait récemment ; elle a été obligée de recevoir plusieurs fois dans les premiers jours de janvier 1895, mais n'a rien remarqué d'anormal du côté de son cou, ni son mari, ni les siens. Si elle avait eu quelque chose, on s'en serait aperçu, car elle a plusieurs fois mis une robe basse. Rien dans les urines.

1er février 1895. — Mme X... se plaint d'une lassitude prononcée qui dure depuis quelque temps, un mois environ, et qu'elle attribue au surmenage physique auquel elle s'est soumise, d'une céphalée fronto-pariétale droite continue avec exacerbation nocturne de toux, d'anorexie et de bouffées de chaleur. La voix est normale, la respiration facile et rien n'attirant l'attention du côté du corps thyroïde, je n'ai pas l'idée de l'examiner et constatant des râles muqueux aux deux bases des poumons et un peu de fièvre (un peu plus de 38 degrés au moment de la visite), je pense qu'il s'agit simplement d'un état grippal.

4 février. — Même état. Un peu moins de toux.

7 février. — Pas d'amélioration, céphalée toujours localisée de même et plus accentuée ; toujours grande lassitude et fièvre modérée.

10 février. — Même état, mais ce jour-là il me semble remarquer un peu de changement de la voix et une modification du tim-

bre de la toux. Examinant le cou, je suis tout étonné d'observer un certain degré de gonflement de tout le corps thyroïde un peu plus marqué dans le lobe gauche où se découvre un petit noyau induré, bilobé, en clepsydre du volume d'une fève. Très inquiet de cette découverte, je demande une consultation qui a lieu deux jours plus tard avec les Dr Aubert et Chandelux qui confirment le diagnostic du cancer du corps thyroïde. Ce jour-là, 12 février, nous constatons de chaque côté du cou l'engorgement manifeste des ganglions sous-maxillaires qui n'existait pas le 10. — Le lobe droit a aussi pris du développement.

Toujours fièvre oscillant entre 38 et 39 degrés, toux, céphalée, anorexie, faiblesse. Cet état se maintient jusqu'à la fin de la maladie (12 mars) en s'accentuant peu à peu.

Vers le 25 février, le corps thyroïde avait pris un développement assez marqué, mais nullement comparable en proportion, avec celui des ganglions cervicaux et sous-maxillaires qui sont très gros. La fosse sus-claviculaire a disparu des deux côtés, les jugulaires sont très dilatées.

A partir du 25 février, le lobe gauche qui prend un développement de plus en plus marqué surtout dans le sens transversal plutôt que dans le sens antéro-postérieur, commence à refouler le larynx et la trachée vers la droite, si bien que les deux organes forment entre eux un angle obtus. Chose curieuse, le petit noyau induré a pris peu de développement par rapport à celui du reste de l'organe et il ne dépasse pas le volume d'une amande. L'état général restant mauvais et la fièvre persistant toujours à peu près en même point, la respiration devient peu à peu assez difficile ; la toux angoisse surtout la malade et l'expectoration ne se fait qu'au prix d'efforts prolongés. Il y a également de la dysphagie. La voix n'a jamais été complètement obscurcie, mais seulement modifiée dans son timbre.

La malade succombe le 12 mars à la diminution progressive des forces sans avoir présenté d'œdème, ni de teinte jaune paille.

En somme, on peut dire que, dans le cas, on a assisté à l'éclosion de la maladie survenue peut être à l'occasion ou dans le cours d'une infection grippale, tout faisant supposer qu'elle n'existait pas vers le milieu de janvier, époque où Madame X... a marié sa fille, que la maladie a évolué nettement sans modification essentielle des caractères qu'elle a présentés dès le premier jour et qu'elle a eu exactement une durée d'un mois.

CHAPITRE II

Du cancer latent.

En parcourant les observations publiées dans la thèse d'Orcel, nous avons été frappé par la relation d'un cas de cancer thyroïdien atypique n'ayant donné lieu pendant la vie à aucun des symptômes ordinaires que les auteurs attribuent généralement à cette affection.

Nous résumons ici brièvement cette intéressante observation qui a été pour nous le point de départ de recherches fécondes.

Observation I

Il s'agissait d'une femme entrée dans le service de M. le professeur Léon Tripier, le 14 novembre 1887, pour une fracture de cuisse à la partie moyenne, datant d'une semaine. La malade en descendant un escalier avait fait un faux pas et était tombée de sa hauteur.

Cette femme avait un mauvais état général et la cachexie fit penser à M. le professeur Tripier qu'il s'agissait là d'une fracture due à un noyau de généralisation provenant d'une tumeur maligne. L'examen des principaux organes qui sont le plus habituellement le point de départ des tumeurs primitives resta négatif. La consolidation ne se fit pas, la cachexie fit de rapides progrès et la malade succomba le 2 décembre 1887.

A l'autopsie, au siège de la fracture pas de consolidation; dans l'épaisseur du fémur, on trouve un petit noyau d'apparence néoplasique. Sur la moitié droite du sacrum on sent une tuméfaction du volume d'un œuf environ. Après avoir désarticulé le sacrum, on fend la tumeur; ses caractères microscopiques ne présentent rien de particulier.

Le corps étant réclamé, l'autopsie ne put être faite complètement; le corps thyroïde qui n'avait pas attiré l'attention pendant la vie ne fut pas examiné.

L'examen microscopique révéla des faits intéressants; la pièce est inscrite au laboratoire d'anatomie pathologique sous le n° 286, 14 décembre 1887.

Sous la lettre A figurent les fragments de la tumeur présacrée. Sur des coupes durcies dans l'alcool et colorées au picro carmin, le fragment principal présente l'aspect d'une tumeur du corps thyroïde d'une malignité moyenne; elle est constituée par des tubes épithéliaux pleins, les uns sans autre formation, les autres donnant naissance à des vésicules thyroïdiennes très nettes.

Sous la lettre B est noté le résultat de l'examen de la tumeur développée au foyer de la fracture du fémur. On y constate à côté des vestiges du tissu osseux des cavités closes contenant de la matière colloïde thyroïdienne et par places des tubes pleins du même type. En résumé, probablement noyaux secondaires d'une tumeur maligne thyroïdienne.

Il est regrettable que l'examen du corps thyroïde n'ait pu être fait; il y aurait à coup sûr décelé la présence d'une tumeur primitive de cet organe. L'examen des pièces fut fait dans divers laboratoires et tout le monde fut d'accord pour admettre le type thyroïdien de ces tumeurs. Le point de départ était par conséquent le corps thyroïde. Des renseignements fournis *post mortem* par la sœur de la malade, il résulte que la malade se plaignait depuis quelque temps d'avoir un gros cou et accusait des douleurs dans la région thyroïdienne.

Ainsi donc, voilà un cas de cancer thyroïdien ayant évolué sournoisement sans donner lieu pendant la vie aux symptômes essentiels de cette affection. La glande thyroïde n'avait pas subi un accroissement notable de volume puisque l'examen de la malade n'avait pu le découvrir et qu'elle même s'en était à peine aperçue. Pas de douleurs bien vives, pas de symptômes de compression. Les fonctions respiratoires n'étaient pas troublées et il n'y avait pas de dysphagie.

Il n'y avait donc rien qui pût mettre sur la voie du diagnostic ; l'autopsie seule fit constater des noyaux de généralisation dans le fémur et dans le sacrum, nodules secondaires d'un cancer thyroïdien primitif.

La lecture de cette observation nous engagea à rechercher si des faits analogues n'avaient pas été signalés. Nos recherches ne furent pas vaines et nous rapportons plus loin 7 autres cas présentant une ressemblance parfaite avec l'observation ci-dessus.

Dans tous ces cas, le cancer thyroïdien passa complètement inaperçu pendant la vie et ce ne fut qu'à l'autopsie qu'on en constata l'existence. Les malades entrèrent à l'hôpital pour des affections variées qui ne pouvaient mettre sur la voie du diagnostic. Dans trois cas seulement sur huit que nous rapportons on remarqua la présence d'une hypertrophie thyroïdienne, mais en raison de l'absence des symptômes habituels du cancer thyroïdien, on n'attacha aucune importance à cette constatation. L'attention des observateurs était portée sur des phénomènes plus saillants qui étaient dus au cancer de la thyroïde et qui en masquaient la présence.

Ainsi donc, à côté des formes ordinaires du cancer thyroïdien signalées par tous les auteurs ayant pour symptômes caractéristiques le développement rapide, les douleurs vives et précoces, la gravité des troubles fonctionnels par compression, la dégénérescence des ganglions voisins, il y a une variété anormale ne donnant lieu à aucun symptôme capable de fixer le diagnostic et qui est toujours une trouvaille d'autopsie. Ces deux formes sont si bien tranchées que le plus souvent les malades atteints de la première sont envoyés dans les services de chirurgie et que les autres se rencontrent dans les services de médecine. A côté de la forme chirurgicale, il y a ce qu'on pourrait appeler avec M. le professeur Bard la forme médicale du cancer thyroïdien.

D'ailleurs ces cas de cancer latent du corps thyroïde ne doivent pas nous surprendre et l'histoire des tumeurs nous offre des cas semblables ; il suffit de se rappeler les formes latentes des néoplasmes de l'estomac. A côté des formes classiques révélées par les douleurs épigastriques, les vomissements, les hématémèses, le melœna, la constatation d'une tumeur, l'amaigrissement, la perte des forces et la cachexie, il y a d'autres cas où le cancer stomacal ne donne lieu à aucun des signes habituels, il n'y a ni vomissements, ni hématémèses, ni tumeur, ni douleurs; l'attention est attirée seulement par des phénomènes dyspeptiques et par la cachexie. Quelquefois aussi le cancer de l'estomac est masqué par un cancer secondaire du foie qui évolue rapidement et emporte le malade. Il en est de même dans nos formes latentes du cancer thyroïdien : le cancer primitif reste silencieux ou cause une légère dyspnée et un peu d'aphonie, phénomènes qu'on ne peut rattacher à leur cause ; puis il peut survenir des accidents variés, fractures, pleurésie, phlébites, œdèmes, etc., etc. Ces symptômes éveillent quelquefois dans l'esprit de l'observateur l'idée d'un néoplasme surtout lorsqu'ils sont accompagnés de perte des forces, d'amaigrissement graduel et de cachexie, mais il ignore le siège de la lésion ; quelquefois il constate l'existence d'une tumeur qui dans le cas est secondaire au carcinome thyroïdien primitif qui passe inaperçu. L'autopsie démontre la présence de tumeurs secondaires souvent multiples.

Pourquoi ces noyaux secondaires ont-ils une évolution rapide, tandis que la tumeur primitive présente un état stationnaire et un développement insignifiant ? Cela est bien difficile à déterminer. Peut-être les cellules spécifiques transportées à distance, et, origine de ces noyaux, trouvent-elles en dehors de l'organe générateur des conditions meilleures de vitalité et de reproduction ; elles prolifèrent plus rapidement, une tumeur secondaire apparaît amenant des troubles variés suivant sa localisation à tel ou tel organe et cause la mort avant que la tumeur primitive n'ait donné lieu à des symptômes propres à la faire reconnaître.

Nous n'insisterons pas plus longtemps sur cette forme latente de cancer thyroïdien ; un chapitre de symptomatologie est impossible à écrire, puisque les signes sont variables dans chaque cas ; nous renvoyons aux observations ci-après dont la lecture est plus instructive que tout ce que nous pourrions dire. Le pronostic du cancer latent est fatal, bien entendu, la mort arrive au bout d'un temps plus ou moins long due à l'envahissement de l'économie par la néoplasie.

Le traitement est nul ; dans certains cas il y aura lieu de traiter les complications, fractures, pleurésies, phlébites. Ce sera un simple traitement de symptômes.

De cette étude rapide et de la lecture des observations qui suivent, il résulte que le cancer thyroïdien peut évoluer à l'état latent ; nous avons tenu à signaler ces cas qui ne sont pas très rares et à attirer l'attention sur ces formes anormales.

Conclusion : Lorsqu'on se trouvera en présence de symptômes éveillant l'idée d'une tumeur cancéreuse et qu'on ne pourra localiser le néoplasme, penser à la possibilité d'un cancer thyroïdien latent et examiner le corps thyroïde avec beaucoup de soin ; peut être pourra-t-on trouver une hypertrophie qui n'avait pas été remarquée jusque-là et, signe important, la présence de ganglions hypertrophiés dans le voisinage de la tumeur.

Observation II

Par Eppinger (*Prayer Vierteljahrschrift.* vol. II, 1875)
(*Revue des sciences médicales*, Hayem, t. VII, p. 71)

Une femme de quarante-sept ans, fut prise au commencement de septembre 1873, de palpitations, de dyspnée, d'anorexie, symptômes bientôt accompagnés d'œdème des pieds et des parois abdominales. A son entrée à l'hôpital on constata, outre la cyanose et la dyspnée, une grande fréquence du pouls et une matité précordiale très étendue qui fit diagnostiquer un exsudat péricardique. La malade succomba bientôt à la dyspnée.

Autopsie. — Tout le médiastin du sternum à la colonne vertébrale, de la fosse jugulaire au diaphragme, était rempli par une tumeur adhérant fortement au sternum et confondue de la façon la plus intime avec la partie inférieure de la grande thyroïde ; latéralement cette tumeur avait poussé des racines dans le poumon au voisinage du hile. Elle mesurait d'avant en arrière au niveau de la première pièce du sternum 4 cm.3, au niveau de la naissance de l'aorte 7 centimètres et au-dessus du diaphragme 3 centimètres. La trachée, l'œsophage, la crosse de l'aorte, la veine cave supérieure, l'artère et les veines pulmonaires, le cœur étaient soudés à la partie postérieure de la masse néoplasique. Tous ces organes étaient refoulés en arrière contre la colonne vertébrale avec laquelle ils avaient contracté des adhérences. Le cœur était fortement aplati d'avant en arrière et mesurait au niveau de la naissance de l'artère pulmonaire 3 cm. 8 en épaisseur. La tumeur consistait en une masse peu résistante, de couleur jaunâtre et traversée en toute direction par des plans fibreux qui semblaient la partager en lobes. Ces lobes étaient segmentés eux-mêmes par des tractus celluleux plus délicats et les lobules les plus petits présentaient par places même à l'œil un aspect colloïde.

L'examen microscopique montra qu'il s'agissait d'un carcinome type à cellules épithéliales plates.

Observation III

Sarcome primitif du corps thyroïde. — Compression du récurrent gauche. - Aphonie complète. — Par A. Doléris *(Bullet. Soc. Anat.*, Paris, mars 1876.)

B..., présente tous les symptômes de la paralysie agitante ; il est âgé de cinquante-cinq ans et le début de son affection remonte à l'année 1862. Admis dans le service de M. Bouchard, à Bicêtre, on constate outre les signes ordinaires de l'affection dont il est atteint, une aphonie absolue qu'il fait dater de six mois, et qui se serait produite d'une manière brusque, après quelques jours seulement de troubles de la phonation (raucité de la voix, faiblesse et discordance du son).

En présence de ce symptôme, en quelque sorte étranger à la maladie dominante, on peut se demander s'il n'existait pas des lésions centrales dans l'origine des pneumogastriques, opinion que paraissait accréditer l'état dyspnéique habituel du malade et les troubles cardiaques qui se montraient parfois : palpitations, irrégularités, etc.

L'état général s'est aggravé peu à peu et la mort est arrivée au milieu d'une cachexie arrivée à son dernier terme, le 11 mars 1876, moins de deux mois après l'entrée du malade dans le service.

L'autopsie a fait découvrir une lésion locale, coïncidant parfaitement avec le symptôme aphonie qui avait vivement excité notre intérêt pendant la vie et que, en présence de la paralysie agitante qui était l'affection primordiale, nous n'avons pas songé à rattacher à une cause locale. Il existait au niveau de la région trachéale une tumeur irrégulière qui entourait les premiers anneaux de la trachée comme une demi-couronne; cette tumeur dure, blanchâtre et comme lardacée occupait surtout le côté gauche s'avançant à peine jusqu'à la ligne médiane; elle était contiguë par en haut avec le lobe gauche de la glande thyroïde qui présentait le caractère d'une altération réelle de même nature que la tumeur; par en bas et le long de la gouttière trachéo-œsophagienne, le néoplasme se continuait sur la chaîne ganglionnaire, de telle sorte que les deux ou trois ganglions supérieurs étaient confondus avec la masse et que les deux ou trois suivants se détachaient, formant une chaîne de nodules semblablement dégénérés, l'altération s'arrêtait là du côté des sympathiques. En considérant attentivement le corps du néoplasme, qui contournait la trachée à gauche, on pouvait nettement reconnaitre, que cette masse demi-circulaire, de l'épaisseur du petit doigt était constituée par l'infiltration de la cavité de la veine thyroïdienne inférieure par le tissu dégénéré ; l'infiltration s'arrêtait sur la ligne médiane ou plutôt se confondait avec le point où le vaisseau pénètre le corps thyroïde, et la masse paraissait unique.

Du côté de la trachée, on observait sur la muqueuse une sorte d'élevure en forme de champignon, de couleur blanchâtre, d'aspect rugueux qui se continuait à travers la paroi du conduit aérien avec la tumeur extérieure.

L'œsophage était parfaitement sain; les cordes vocales ne présentaient aucune altération visible à l'œil nu et l'appareil phonateur n'était d'ailleurs ni déformé, ni comprimé, la cause de l'aphonie était encore à trouver, localement du moins.

En cherchant le rapport des récurrents, on trouve que celui du côté gauche est complètement englobé dans la masse ganglionnaire qui fait corps avec le néoplasme. Celui du côté droit, au contraire, parfaitement libre n'offre aucune lésion appréciable.

Telle était la cause réelle de l'aphonie; bien que la lésion isolée d'un des nerfs laryngés rende mal compte de l'aphonie totale et qu'elle ne produise le plus souvent que la discordance et la raucité de la voix. Inutile d'ajouter que la tumeur n'étant pas saillante au dehors, il eût été fort difficile d'en constater l'existence à moins d'un examen scrupuleux.

L'examen histologique a démontré que la tumeur était constituée par un sarcome fibreux ayant son origine dans l'isthme et le lobe gauche de la glande thyroïde; ayant consécutivement infiltré la paroi trachéale et fait saillie à la surface de la muqueuse sous la forme du champignon dont nous avons parlé; ayant encore infiltré les ganglions lymphatiques voisins et s'étant enfin propagée à la veine thyroïdienne correspondante en distendant énormément sa cavité.

Observation IV

Tumeur carcinomateuse du corps thyroïde avec noyaux secondaires du cerveau et du poumon, par M. le Dr Mayor (thèse de Coulon, Paris, 1883).

Dans le courant de 1880, entra dans le service de M. le Dr

Siredey à Lariboisière une femme d'une cinquantaine d'années qui présentait des phénomènes nerveux que l'on attribua à l'existence probable d'une tumeur cérébrale, et comme la malade semblait avoir eu autrefois quelques accidents que l'on pensait pouvoir rapporter à la syphilis, on institua le traitement spécifique, qui resta sans résultat. D'autre part, la malade possédait une tumeur thyroïdienne de la grosseur du poing, dure, bien limitée, mobile qui remontait à plusieurs années, disait-elle. Les renseignements qu'elle pouvait donner étaient du reste sans grande importance et sans exactitude sur son état cérébral. En 1881, cette malade mourut après une sorte d'attaque apoplectiforme.

A l'autopsie. — Les trois organes qui parurent présenter quelque altération furent le cerveau, le poumon et le corps thyroïde. Ce dernier constituait une tumeur du volume du poing, nettement limitée, facilement énucléable, n'ayant nullement entraîné la dégénérescence des ganglions voisins et qui ouverte, se montrait constituée en majeure partie par des noyaux caséeux volumineux, confluents ou séparés seulement par des travées fibreuses.

Dans le poumon, au milieu d'un tissu congestionné et œdémateux, se montraient des nodules variant de la grosseur d'un pois à celle d'une noix et formés d'une substance friable d'un blanc jaunâtre ou rosé. Ils n'étaient entourés, du reste, d'aucune zone conjonctive limitante.

Enfin dans le lobe sphénoïdal droit, au voisinage de la selle turcique, se voyait une tumeur parsemée de foyers hémorragiques lesquels l'altéraient à tel point qu'il était impossible d'en déterminer le volume exact, car ces foyers avaient pénétré de là dans le tissu cérébral ; l'un d'eux s'était ouvert dans le ventricule latéral correspondant, et avait formé une hémorragie ventriculaire qui expliquait facilement la mort.

L'examen histologique de ces tumeurs a été fait au laboratoire d'histologie des hôpitaux. Il a donné les résultats suivants :

1° *Corps thyroïde.* — Une coupe portant à la fois sur les parties centrales caséeuses de la tumeur et sur la mince écorce non dégénérée en apparence, montre que cette dernière est formée d'alvéoles allongées parallèlement à la surface du néoplasme et séparées parfois par des travées de tissu conjonctif très solides, qui pénètrent jusque dans la masse caséeuse pour s'y perdre.

Les alvéoles les plus superficielles sont remplies de cellules assez grandes, multinucléées, irrégulières dans leur forme. A mesure que l'on s'enfonce vers le centre de la tumeur, ces cellules changent d'aspect. Tout d'abord, elles deviennent vitreuses, homogènes, elles se colorent d'une façon uniforme en rouge jaunâtre. Le noyau n'est indiqué alors que par une zone plus fortement teintée et mal délimitée. Dans les alvéoles plus profondes, les cellules se chargent de graisse ; ce sont d'abord des granulations qui apparaissent dans le protoplasma, et auxquelles se joignent bientôt de véritables gouttelettes. Tnméfiées par cette accumulation de matières grasses, les cellules dilatent les petites cavités qui les contiennent, amincissent les cloisons alvéolaires. Bientôt les corps cellulaires, altérés et confondus ne forment plus qu'une masse granuleuse, les tractus les moins volumineux disparaissant, le centre de la tumeur se trouve formé de ces noyaux caséeux qu'on apercevait à l'œil nu. Dans ce caséum, le microscope montre au milieu de fines granulations, des corps réfringents affectant la forme de sphères parfois divisées en secteurs inégaux, et qui ne sont autre chose qu'une matière grasse spéciale, dont la réaction caractéristique est sa coloration vive et facile par la purpurine. Les vaisseaux rares peu volumineux ne se rencontrent que dans les tractus fibreux d'une certaine importance.

2° La description des nodules pulmonaires ne sera qu'une répétition de celle que nous venons de donner de la tumeur thyroïdienne. En effet, la structure générale, la marche de la dégénérescence cellulaire sont ici les mêmes. Il est important néanmoins de noter quelques points spéciaux. Remarquons d'abord que la trame du néoplasme est formée de celle de l'organe lui-même, que les cloisons qui limitent les amas des cellules anormales ne sont autres que les parois des alvéoles pulmonaires, puis, fait non moins intéressant, la périphérie du nodule pulmonaire n'est nullement indiquée par une néoformation conjonctive; la sclérose pulmonaire à quelque degré de son évolution qu'on veuille la considérer, ne joue aucun rôle dans la néoplasie que nous étudions. La seule altération du tissu qui entoure la tumeur consiste en un certain degré de congestion, accompagnée comme cela doit être, d'une tuméfaction corrélative des cellules épithéliales des alvéoles.

3° La tumeur cérébrale est fort altérée par l'existence d'hémorragies dans son épaisseur. Dans les parties cependant où l'on peut reconnaître sa structure, on y rencontre les mêmes cellules volumineuses que dans les alvéoles superficielles du néoplasme thyroïdien. Mais ici, elles n'ont subi d'autre altération que la dégénérescence vitreuse. En outre les travées qui séparent les groupes cellulaires sont infiniment moins régulières, moins complètes que dans les tumeurs que nous avons décrites tout d'abord.

Observation V

Cancer latent du corps thyroïde amenant une compression de la trachée et une paralysie du larynx, par Félix Semon (*Transact. of the pathol. Soc. of London*, 1882). — *Rev. Sc. médic.*, Hayem, XXII, p. 735.

Le sujet de cette observation est un homme de soixante-dix neuf ans qui avait toujours joui d'une bonne santé et vint consulter l'auteur pour une difficulté respiratoire survenue d'après le malade à la suite d'un rhume rebelle contracté l'année précédente. L'auteur fit aisément, d'après les signes caractéristiques de la respiration, le diagnostic de paralysie des crico-aryténoïdiens postérieurs, diagnostic confirmé par l'examen laryngoscopique. Un examen minutieux ne permit pas d'assigner une cause précise à cette paralysie bien que l'on soupçonnât une lésion organique, on n'en découvrit aucun symptôme. Les troubles respiratoires croissant, la dyspnée s'accompagnant d'accès de suffocation, on pratique la trachéotomie, qui remédie passagèrement à cette difficulté inspiratoire. Le malade meurt quelques semaines plus tard.

A l'autopsie, aucun signe d'anévrisme on de tumeur thoracique. En examinant le larynx, on trouve une atrophie avec dégénérescence des deux muscles crico-aryténoïdiens postérieurs ; les cordes vocales, au lieu d'avoir la position cadavérique, sont encore rapprochées l'une de l'autre dans la position intermédiaire à l'inspiration profonde et à la phonation.

Les muscles inter-aryténoïdiens, crico-aryténoïdiens latéraux, examinés comme les précédents, au microscope n'offrent aucune altération. Le nerf récurrent gauche est comprimé par les lobes de la glande thyroïde hypertrophiée et dégénérée. Le nerf récurrent droit est tout à fait englobé dans la masse indurée qui représente le lobe droit. Cette masse comprime en même temps les six premiers anneaux de la trachée, de façon à obstruer presque complètement le canal, formant au-dessous du premier rétrécissement laryngé (par paralysie des abducteurs) un second rétrécissement, celui-là trachéal, par affaissement, aplatissement du conduit.

L'examen de la tumeur montre qu'il s'agit d'un carcinome thyroïdien

Observation VI

Cancer primitif du corps thyroïde. — Cancer secondaire du foie et des reins. — Pleurésie cancéreuse. — Mort. — Autopsie.

Sous ce titre, M. C. Giraudeau, interne des hôpitaux, a publié dans la *Revue de médecine* un cas très intéressant de cancer latent du corps thyroïde, nous reproduisons ici cette observation recueillie dans le service de M. le Dr Hallopeau.

C... Bernard, âgé de soixante et un ans, entre le 14 avril 1883, dans le service de M. Hallopeau, à l'hôpital Saint-Antoine. Cet homme a toujours joui d'une excellente santé jusqu'au mois de janvier ; à partir de cette époque, il s'aperçut qu'il maigrissait.

Peu à peu il perdit l'appétit et dut, à cause de sa faiblesse, interrompre son travail au commencement de février. Quelques jours après, il fut prit de frissons qui se répétèrent plusieurs jours de suite à des intervalles irréguliers ; en même temps, il se mit à tousser et bientôt il dut garder la chambre à cause de l'essoufflement sans cesse croissant qu'il éprouvait au moindre mouvement.

Aucune amélioration ne se produisant dans son état et ses forces diminuant de jour en jour, il se décida à entrer à l'hôpital.

Au moment de son entrée, il était très amaigri ; sa face était pâle, légèrement cyanosée ; sa respiration, courte, superficielle, l'obligeait à s'interrompre fréquemment lorsqu'il parlait. Son pouls était petit, dépressible, mais régulier et le nombre des pulsations n'était pas augmenté.

Lorsqu'on examinait sa poitrine, on constatait une voussure notable de tout le côté droit du thorax et une matité complète qui occupait toute l'étendue de ce côté en arrière et en avant. L'auscultation faisait entendre un souffle amphorique dont le maximum se trouvait en avant au-dessous de la clavicule droite et en arrière dans la moitié supérieure du côté droit, mais qui se retrouvait jusqu'à la base de la poitrine. Les vibrations thoraciques étaient complètement abolies ; enfin le foie débordait de trois travers de doigt le rebord des fausses côtes. Tous ces signes concordaient donc avec les symptômes accusés par le malade et permettaient de conclure à l'existence d'un épanchement abondant siégeant dans la plèvre droite.

A gauche, la respiration était supplémentaire. Les bruits du cœur étaient sourds, mal frappés, mais sans souffle.

Enfin le malade accusait au niveau de la partie antérieure du cou une douleur continue, accrue par la pression, dont le début remontait à environ six mois. A ce niveau, il existait une hypertrophie générale, mais très peu prononcée du corps thyroïde ; la consistance de ce dernier cependant était notablement accrue. La peau était saine, mobile sur la tumeur qui suivait elle-même les mouvements du larynx ; enfin les ganglions lymphatiques de la région ne paraissaient point engorgés.

L'appétit était nul ; les urines peu abondantes, contenaient de l'albumine.

La fièvre était plus vive = 38°4 dans le rectum.

Le 15, l'état général est le même que la veille. On pratique dans le 7e espace intercostal droit une ponction aspiratrice qui donne issue à 800 grammes de liquide séreux coloré en rose et qui, examiné au microscope, contient un grand nombre de globules sanguins,

Après la ponction, la sonorité a reparu au-dessous de la clavicule; on entend à ce niveau le murmure vésiculaire. En arrière, la matité ne remonte plus que jusqu'à l'angle de l'omoplate; dans la moitié inférieure du thorax, les signes physiques sont les mêmes qu'avant la ponction; en outre, on entend de la pectoriloquie aphone beaucoup plus nette que la veille.

La température prise avant la ponction est de 37°8 ; le soir, le thermomètre ne marque que 38°2.

La dyspnée est un peu moins vive que la veille.

Le 16, même état, pas de fièvre.

Le 17, frisson violent dans l'après-midi ; la température, qui n'était le matin que de 38 degrés, monte le soir à 40°1 ; le liquide s'est reproduit en partie.

Le 18, abattement des plus prononcés; peu à peu le malade tombe dans le coma et meurt dans l'après-midi.

Autopsie. — La plèvre droite contient environ 3 litres de liquide analogue à celui retiré par la ponction; le poumon réduit au quart de son volume normal est refoulé en arrière et en dedans, dans la gouttière costo-vertébrale; il est recouvert d'une pseudo-membrane épaisse, rosée; à la coupe il présente une surface lisse, ardoisée.

La plèvre dans toute son étendue, mais surtout au niveau du cul-de-sac inférieur est très épaisse; à ce niveau, elle mesure plus d'1 centimètre d'épaisseur, sa surface libre est recouverte d'un grand nombre de granulations opalescentes du volume d'un grain de millet qui à la coupe présentent une teinte blanche, uniforme; au niveau du tiers supérieur de cette séreuse, on trouve un caillot rouge qui y adhère intimement et qui se continue avec un petit vaisseau ulcéré.

Le poumon gauche est fixé dans toute son étendue à la paroi costale par des adhérences pleurales récentes ; au sommet, on trouve quelques tubercules crétacés.

Le corps thyroïde ne présente pas d'adhérences avec la peau ; celles qu'il affecte avec le larynx ne sont pas plus serrées qu'à l'état normal, son volume est augmenté environ d'un tiers ; cette hypertrophie est générale. Il est grisâtre, sa consistance est notablement accrue ; à la coupe, on voit que son tissu est transformé en une masse blanchâtre, lisse, rappelant l'aspect de certains squirres du rein, mais offrant moins de dureté que ceux-ci.

La dégénérescence a envahi la totalité de la glande, sauf la partie postérieure du lobe droit qui offre des caractères normaux. La transition entre les parties saines et les parties malades se fait d'une façon insensible et non pas brusquement, comme on l'observe en général dans les noyaux cancéreux secondaires. Les amygdales, le pharynx et le larynx sont sains.

Les ganglions lymphatiques cervicaux ne sont pas hypertrophiés dans leur ensemble; cependant, de chaque côté du corps thyroïde, on en trouve un ou deux peu volumineux, qui offrent à la coupe les mêmes caractères physiques que le corps thyroïde.

Le foie contient, au niveau de ses deux faces, plusieurs petits noyaux cancéreux du volume d'un pois, bien circonscrits et d'un gris jaunâtre.

Les deux reins présentent de nombreux noyaux analogues, mais beaucoup plus volumineux. Plusieurs acquièrent les dimensions d'une noix ; ils siègent, en majeure partie, au niveau de la couche corticale.

Les autres organes ne renferment pas de noyaux cancéreux.

L'examen histologique, pratiqué au niveau des parties du corps thyroïde qui sont le plus dégénérées, montre que les follicules clos qui, à l'état normal, constituent la partie essentielle de la glande, sont comblés par de grosses cellules à noyaux volumineux, pressées les unes contre les autres et disposées sans ordre apparent. En quelques points de la préparation, ces cellules paraissent isolées et affectent alors une forme polyédrique avec un noyau arrondi volumineux et un protoplasma clair. Dans les points du corps thyroïde qui sont moins malades, les follicules clos ne sont comblés qu'en partie par les cellules que nous venons de décrire ; elles se présentent alors sous forme de bourgeons qui font saillie dans la cavité du follicule et qui ne l'oblitèrent qu'en partie. Le reste de la cavité est alors comblé par de la matière colloïde colorée en jaune clair par l'acide picrique. Dans certains follicules clos, cette substance jaune remplit toute la cavité sans que la prolifération cellulaire soit bien nette.

Entre ces follicules plus ou moins malades et dont beaucoup ont disparu, on trouve de grosses travées conjonctives au milieu desquelles sont plongées des cellules embryonnaires, interposées aux faisceaux conjonctifs. Indépendamment de celles-ci, et c'est là le point particulièrement intéressant de cette altération, car nous la retrouvons dans tous les autres organes envahis par les noyaux secondaires, on trouve des pseudo-tubes coupés sous diverses incidences, les uns suivant le sens transversal, d'autres longitudinalement, quelques-uns anastomosés entre eux et tapissés par des cellules cubiques fortement colorées en rouge. Dans quelques-uns, ces cellules ne forment qu'une paroi de revêtement et sont alors disposées sur une seule couche ; mais, en d'autres points, elles s'entassent et tapissent tout l'intérieur du tube dont la lumière a alors disparu.

Ces tubes sont très nombreux et d'autant plus que la travée conjonctive est elle-même plus épaisse. Enfin, dans l'intérieur des travées, on trouve quelques vaisseaux embryonnaires peu abondants.

La plèvre, examinée à un faible grossissement, semble formée de trois couches superposées, se confondant insensiblement entre elles. La plus externe, celle qui est en rapport avec les muscles intercostaux, est formée de faisceaux conjonctifs et de fibres élastiques séparées çà et là par des gouttelettes graisseuses.

La couche moyenne contient entre les faisceaux conjonctifs qui la constituent des cellules embryonnaires en petite quantité et des tubes tapissés de cellules épithélioïdes en tout semblables, comme disposition et comme forme, à celles que nous avons décrites plus haut.

Enfin, la couche interne est presque uniquement constituée par des éléments cellulaires pressés les uns contre les autres et disposés sans ordre.

Les nodules cancéreux du foie sont plongés au milieu du tissu hépatique normal, chacun d'eux est formé de tubes épithéliaux soutenus par des cloisons conjonctives, disposées de façon à former des aréoles, mais plus grêles que dans la plèvre et le corps thyroïde, de sorte que sous le champ du microscope, les tubes paraissent plus nombreux, plus serrés et constituent en réalité la majeure partie du noyau cancéreux. A la périphérie du nodule, on trouve des traînées de tubes qui s'enfoncent entre les rangées de cellules hépatiques et, par places, arrivent à en circonscrire quelques-unes, qui tranchent alors par leur teinte brune sur le fond rose de la préparation. Dans l'intérieur même du noyau cancéreux, on ne trouve plus de cellules hépatiques.

Les reins contiennent des noyaux cancéreux, qui diffèrent peu de ceux que nous venons de décrire dans le foie. Dans le rein cependant, la travée conjonctive est plus épaisse que dans les noyaux cancéreux du foie; on y retrouve, du reste, les mêmes parties constituantes. Les tubes urinifères ont disparu presque complètement dans les points envahis par la dégénérescence cancéreuse; çà et là, on retrouve quelques glomérules atrophiés, dont la capsule est épaissie et infiltrée de cellules embryonnaires.

Observation VII

(Communiquée par M. le professeur Bard.)

B... Marie, soixante-quatre ans, journalière, née à Lyon, demeurant à Craponne (Rhône), entre le 23 octobre 1891, à l'hôpital Saint-Pothin, salle Sainte-Marie, n° 6, dans le service de M. le professeur Bard.

Père inconnu, mère morte à l'âge de soixante-dix ans, d'affection indéterminée.

Cette malade se plaint d'essoufflement et de palpitations ; elle a un assez notable degré d'œdème malléolaire. Son pouls est irrégulier, bien qu'encore assez fort. Pas de fièvre.

Cette femme est porteur depuis très longtemps, d'un petit goitre qui n'a pas grossi ces derniers temps et qui ne déterminait aucune dypsnée.

A l'âge de trente-deux ans, la malade s'étant mouillée en lavant eut un rhumatisme qui occupa le genou droit et la cheville, les douleurs durèrent cinq mois et ne reparurent jamais, elles ne laissèrent après elles ni dypsnée, ni palpitations.

Depuis une dizaine d'années, la malade tousse régulièrement tous les hivers, expectoration abondante, jamais d'hémoptysies.

L'œdème des jambes a apparu pour la première fois, il y a six mois, depuis lors, il a persisté avec des alternatives diverses.

Depuis huit jours environ, la malade urine assez facilement, son urine est claire ; auparavant, dit-elle, elle était rouge et paraissait couleur de sang.

Etat actuel. — Dyspnée assez prononcée.

Pouls un peu petit, notablement irrégulier. Battements épigastriques très prononcés ; la palpation pratiquée au niveau de l'appendice xyphoïde fait constater en ce point des pulsations du ventricule droit. Les veines du cou, surtout à droite, sont dilatées, mais il n'y a pas de pouls veineux. Le côté droit du cou présente une saillie considérable qui paraît due à un goitre dont les prolongements s'étendent à la face profonde du sterno-mastoïdien.

La pointe du cœur bat dans le sixième espace, sur la ligne mamelonnaire. Pulsations d'énergie inégale. Matité cardiaque très considérable, sa limite supérieure répond au troisième espace intercostal. Pas de douleurs primordiales bien vives.

Les bruits sont un peu sourds et notablement irréguliers, cependant on ne constate pas de rythme en salves. Le deuxième bruit a un caractère tympanique assez prononcé et sa résonance est exagérée.

A la pointe, au premier temps, on constate un souffle léger et inconstant qui n'a pas de propagation bien marquée.

Pas de souffle à l'orifice aortique.

Au niveau du deuxième espace intercostal droit, on constate un battement synchrone à la pulsation cardiaque.

Rien de spécial à noter à l'épigastre au point de vue de l'auscultation.

L'athérome des radiales est assez prononcé.

Du côté de l'abdomen, on ne constate aucun signe d'ascite.

Le foie est un peu augmenté de volume. Pas d'ictère. Aux poumons, on note aux bases de la submatité avec quelques râles fins.

24 octobre. — La malade a pris en une seule fois, 50 centigrammes de digitale, au tube d'Esbach, 2 gr. 40 d'albumine par litre.

30 octobre. — On ne constate plus d'œdème. La matité cardiaque est augmentée dans les deux dimensions, mais surtout en largeur. La pointe du cœur bat sur une assez large surface ; le maximum est situé dans le cinquième espace, un peu en dedans du manchon, mais on le perçoit également dans le sixième.

Il existe des battements épigastriques.

A l'auscultation, on constate que les pulsations sont extrêmement irrégulières. Pas de bruit anormal à la pointe, ni à la base, mais à la partie moyenne, dans le quatrième espace intercostal gauche, petit souffle systolique doux et inconstant qui disparaît dans la station assise.

Foie augmenté de volume, son bord inférieur est perceptible à trois travers de doigt au-dessous du rebord des fausses-côtes, il est dur et on peut le faire sauter.

A droite, entre le bord inférieur des fausses côtes et la crête iliaque, on constate une saillie arrondie, lisse, paraissant être du volume du poing, dont la limite supérieure ne peut pas être séparée du foie, mais dont le bord interne est très net.

Le teint est un peu terreux, mais il n'y a pas d'ictère et l'aspect n'est pas franchement cachectique.

L'estomac n'est pas dilaté et il y a peu de météorisme intestinal.

Depuis plus d'un an, la malade est sujette à de la diarrhée.

Il existe en avant du lobe moyen du corps thyroïde, deux petites tumeurs lobulées, mobiles, non douloureuses, rattachées à cet organe par un pédicule et existant depuis l'enfance

Dans la fosse sus claviculaire gauche, il existe un paquet ganglionnaire assez volumineux, non douloureux. On ne constate pas de ganglions tuméfiés dans les autres régions ganglionnaires.

Du côté droit du cou, il existe un ganglion unique assez volumineux.

Aux poumons, on constate en arrière quelques râles inspiratoires, fins, mobiles, à l'extrême base droite. Rien d'anormal en avant, et notamment la sonorité est normale au niveau du médiastin.

3 novembre. — *Examen des urines* : volume 1500 grammes, densité, 1016 ; urée par litre, 10 grammes ; acide phosphorique, 1 gr. 34 ; albumine, 4 gr. 36.

Colorées fortement par du sang trouble. Réaction acide à peine sensible. Dépôt floconneux rouge, formé principalement par des globules rouges. Nombreux corpuscules de pus. Pas de cylindres.

16 novembre. — Les urines contiennent toujours un dépôt sanguin assez abondant. L'examen microscopique n'y révèle pas de cylindres, mais de nombreuses cellules, les unes rondes et volumineuses, sans caractères particuliers, les autres épithéliales.

La tumeur rénale a légèrement augmenté : elle est nettement perceptible à la palpation et n'est pas douloureuse à la pression. La malade accuse des douleurs qu'elle ne localise pas et qui ne paraissent pas prédominer dans cette région.

L'amaigrissement et la faiblesse ont fait des progrès sensibles depuis quelques jours. Diarrhée fréquente.

La tumeur remplit en dehors le bord externe de l'abdomen et paraît située immédiatement sous sa paroi en arrière et en dehors ; elle est mate dans toute son étendue.

Œdème modéré des membres inférieurs d'apparition récente. Les ganglions sus-claviculaires n'ont pas augmenté de volume. Les bruits du cœur sont toujours très arythmiques.

23 novembre. — La diarrhée persiste. Œdème des membres inférieurs assez accusé.

La langue est rouge, absolument dépouillée, allongée et effilée.

16 décembre. — Depuis trois jours la malade n'a plus de diarrhée. Depuis huit jours elle tousse, expectoration assez abondante, albumineuse.

28 décembre. — Depuis quelques temps les urines ne contiennent pas de sang.

Affaiblissement progressif et rapide.

Le malade meurt le 3 janvier.

Relevé des températures de la malade du 12 décembre au 3 janvier :

	Mat.	Soir		Mat.	Soir
12 déc.	37°	38°,2	24 déc.	37°,4	39°,1
13 —	37°,9	38°,2	25 —	38°	38°,5
14 —	37°,6	38°,1	26 —	38°	38°,5
15 —	37°,7	37°	27 —	37°,8	38°,2
16 —	37°,3	38°,8	28 —	38°	38°,5
17 —	37°,7	38°,2	29 —	37°,2	38°,6
18 —	37°,5	38°,2	30 —	38°	38°,4
19 —	37°,2	37°,9	31 —	38°	38°,6
20 —	37°,5	38°,9	1 janv.	38°,2	37°,2
21 —	37°,5	38°,6	2 —	37°,8	37°
22 —	37°,9	38°,8	3 —	37°	Mort.
23 —	37°	38°,4			

Autopsie le 5 janvier. — L'abdomen contient une assez grande quantité d'épanchement séro-sanguinolent, le péritoine ne présente aucune trace d'inflammation, ni de production néoplasique.

Le foie, très volumineux (2680 gaammes) présente une coloration jaune clair, un peu tachetée, mais assez uniforme ; on ne constate aucun nodule saillant, aucune sclérose ; la surface est lisse, la consistance est augmentée, le bord inférieur un peu rigide et tranchant, le sillon du corset est très marqué et la moitié inférieure du lobe droit est ainsi abaissée et mobile. Le foie n'a contracté aucune adhérence avec les organes voisins. Sur les coupes, on constate qu'il est le siège d'une transformation cancéreuse diffuse et totale en apparence ; les lobules périphériques sont également envahis. Sur la coupe, on ne constate aucun aspect nodulaire, partout le tissu est ferme; le foie est constitué par un tissu blanchâtre, sec, parsemé d'un assez grand nombre de petits îlots un peu jaunâtres, d'aspect caséeux. La vésicule est normale.

La rate (200 grammes) a son aspect presque normal; elle est un peu tuméfiée, elle ne contient aucun nodule néoplasique.

Au-dessous du foie, on aperçoit une saillie à grand diamètre transversal formée par le rein droit très augmenté de volume, un peu abaissé et remplissant le flanc. La dissection en est facile, l'organe n'ayant pas contracté d'adhérences solides avec les parties voisines; l'atmosphère celluleuse n'est pas surchargée de graisse et se détache facilement de la capsule du rein. Le rein enlevé (410 grammes) présente une augmentation de volume irrégulière : il est comme distendu par un noyau sphérique, volumineux, inclus dans son épaisseur. Sur la coupe, on constate que l'organe est presque entièrement détruit par des noyaux néoplasiques à centre diffluent qui se vident partiellement sur les surfaces de coupe; les noyaux sont nettement limités par leur périphérie, comme enkystés. Il ne reste presque plus de parenchyme rénal. La masse molle et diffluente de la tumeur parait riche en substance mucilagineuse et garde un aspect floconneux. Le bassinet est légèrement distendu ainsi que la partie supérieure de l'uretère; on constate en l'ouvrant qu'il est rempli par une substance mucilagineuse molle, identique à celle des noyaux néoplasiques de l'organe qui se vidaient ainsi dans les voies excrétoires.

A l'entrée de l'uretère existe un bourgeon saillant, arrondi, de même aspect, mais adhérent à la muqueuse par un court pédicule.

Au voisinage immédiat du rein existe devant la colonne vertébrale un petit groupe de ganglions cancéreux, blanchâtres, assez durs.

Le rein gauche (190 gr.) présente un certain degré de sclérose, la capsule est adhérente et entraîne avec elle quelques fragments, de parenchyme; quelques petits kystes; la coloration générale est rougeâtre.

Le tube digestif ne présente aucun néoplasme. Il en est de même de l'utérus et de ses annexes.

Les plèvres ne contiennent aucun épanchement. Les poumons

légèrement empbysémateux, ne présentent pas d'autres lésions que des cicatrices très superficielles des sommets, et de plus sur l'un d'eux un petit nodule calcaire près du hile.

Le poumon droit pèse 600 grammes ; le gauche, 460 grammes.

Le péricarde est normal.

Le cœur (410 gr.) est augmenté de volume, tous les orifices sont normaux; l'aorte n'est pas athéromateuse ; l'augmentation de volume porte sur les deux cœurs. Le myocarde est assez ferme, assez bien coloré; il présente quelques travées scléreuses.

Les ganglions sus-claviculaires gauches sont durs, manifestement cancéreux.

Le corps thyroïde est augmenté de volume dans tous ses lobes, mais l'augmentation est beaucoup plus accusée sur son lobe gauche. Les nodules mobiles situés en avant du lobe sont en continuité directe avec lui; le plus gros présente sur la coupe de petites hémorragies diffuses. L'aspect du lobe droit, du lobe moyen et de la moitié inférieure du lobe gauche paraît normal ; les lobules sont seulement un peu plus gros et l'aspect un peu scléreux. Par contre, la moitié supérieure du lobe gauche présente un aspect néoplasique manifeste : sur la coupe, l'aspect est gélatineux, la consistance assez molle; cependant les caractères du corps thyroïde sont encore reconnaissables, et il est certain qu'on n'est pas en présence d'un nodule cancéreux secondaire; par contre, on peut hésiter sur le degré de malignité du néoplasme qui paraît plutôt intermédiaire que franchement malin.

L'examen microscopique a été pratiqué par M. le professeur Bard, qui a reconnu dans le corps thyroïde tous les caractères d'un cancer du type épithélial. Les ganglions sus-claviculaires, le foie et le rein droit présentent la même structure que le néoplasme thyroïdien.

Les pièces se rappportant à cette observation figurent au laboratoire d'anatomie pathologque de la Faculté sous le numéro 343 de l'année 1892.

Diagnostic pendant la vie :

Cancer du rein droit. Hématuries.

Ganglions sus-claviculaires.

Myocardite interstitielle sans asystolie.

Diagnostic post mortem :

Tumeur primitive du lobe gauche du corps thyroïde et ganglions sus-claviculaires voisins.

Cancer infiltré diffus du foie.

Cancer secondaire du rein droit.

Myocardite interstitielle et sclérose du rein gauche latente.

Observation VIII

Cancer primitif de la glande thyroïde. — Phlébite cancéreuse du tronc veineux brachio-céphalique droit. — Cancer secondaire du poumon, par le Dr Maurice Letulle agrégé à Paris et M. Meslay interne des hôpitaux *(Bull. Soc. anat.*, Paris, mai, 1894, p. 331).

Une vieille fille de cinquante-huit ans entre le 9 décembre 1893 à l'hôpital Saint-Antoine, pour un œdème douloureux occupant la totalité du membre supérieur droit, depuis quatre jours environ. L'œdème occupe également la base du cou, descend le long de l'omoplate droite et disparaît au niveau de la région lombaire. La veine jugulaire externe droite est thrombosée.

Le diagnostic d'oblitération de la veine sous-clavière étant posé, il s'agit d'en rechercher la cause. Aucun signe de compression intra-thoracique.

Le membre inférieur droit est également le siège d'une thrombose occupant toute l'étendue de la veine fémorale. L'existence de cette double phlébite devait en l'absence de toute autre maladie appréciable, faire soupçonner un cancer viscéral. En palpant l'abdomen, on trouve au niveau de la fosse iliaque droite, une tumeur empiétant sur l'hypogastre. Cette tumeur de la grosseur d'une tête de fœtus, dure, très peu mobile latéralement, comprime manifestement la vessie, mais est à peu près indolore. Le toucher vaginal est impossible, la malade étant vierge ; le toucher rectal ne permet pas d'établir nettement les insertions profondes de la tumeur. L'utérus paraît assez gros, mais il est impossible d'affirmer qu'il fait corps avec la tumeur : Aucun trouble du côté de l'utérus; la ménopause s'est établie il y a cinq mois.

Les antécédents de la malade nous révèlent un passé intestinal qui nous paraît important. A l'âge de vingt ans, après une affection diarrhéique grave et prolongée, considérée comme une dysenterie par les médecins, une entérite chronique muco sanguinolente s'installa définitivement et résista plus de dix ans à tous les traitements. Depuis cette époque, l'intestin passa à peu près régulièrement, tous les quinze ou vingt jours, par des alternatives de constipation rebelle et de débâcles abondantes, qui ne se compliquèrent cependant jamais de melœna. Cet état intestinal n'a jamais cessé.

La tumeur abdominale avait-elle quelque rapport avec l'intestin ? Nous nous demandions s'il s'agissait d'un cancer de l'intestin grêle ou du cæcum.

Aucun des autres viscères ne paraissait malade.

Pendant les six semaines que la malade demeura dans le service, le diagnostic de cancer s'affirma de mieux en mieux chaque jour, sans que les symptômes nous permissent de reconnaître le siège du néoplasme primitif. La marche de la maladie fut fébrile, l'amaigrissement devint bientôt extrême.

Enfin, la congestion hypostatique apparut à la base des deux poumons, les râles muqueux sous-crépitants se généralisèrent et la mort survint le 23 janvier dans le coma.

Autopsie. — En ouvrant la cavité thoracique, on constate tout d'abord l'intégrité absolue de l'aorte et du tissu conjonctif cloisonnant le médiastin antérieur.

Je passe sur les lésions pulmonaires dont nous nous occuperons bientôt, et j'arrive d'emblée à l'examen des vaisseaux veineux dont la réunion constitue les grands sinus formateurs du tronc de la veine-cave supérieure. Ce qui frappe, c'est la vacuité et l'état normal des parois du tronc veineux brachio-céphalique gauche, ainsi que de ses veines originelles.

Les lésions thrombosiques occupent, par contre, toute l'étendue de la veine jugulaire interne et de la veine sous-clavière droites dont l'abouchement donne naissance, en dedans, à un court tronc veineux brachio-céphalique droit, complètement oblitéré.

Ce court vaisseau, dont la confluence avec le gros tronc veineux brachio-céphalique gauche, doit constituer normalement l'origine de la veine cave, est ici tellement englobé au milieu des masses ganglionnaires indurées, assez peu volumineuses, qu'on est obligé de le disséquer pour entr'apercevoir son point de terminaison.

Bien plus, quand on a ouvert la veine-cave supérieure et le tronc veineux brachio-céphalique gauche, on constate avec surprise, que l'embouchure du vaisseau thrombosé est réduite à une petite saillie punctiforme imperméable à une pointe d'épingle. Au-sus de cette orifice ainsi comblé, pend un caillot fibrineux de la grosseur d'un petit pois, allongé suivant l'axe de la veine cave, sur le bord droit de laquelle il se trouve logé en lui adhérant intimement. Le reste de la veine cave supérieure est largement perméable.

En y regardant d'un peu près, on remarque cependant que les masses ganglionnaires cancéreuses logées, d'une part à gauche de la veine cave supérieure, et en arrière de la fin du tronc veineux brachio-céphalique gauche, et d'autre part à droite et au-dessus de l'embouchure du tronc veineux brachio céphalique droit, compriment manifestement, en les écrasant, la fin de la veine brachio-céphalique gauche et le commencement de la veine cave supérieure.

En résumé, il s'agit d'une adénopathie cancéreuse secondaire ayant immobilisé et comprimé dans son développement la totalité du tronc veineux brachio-céphalique droit. Les masses ganglionnaires cancéreuses se sont également développées à droite, au-dessus de l'artère sous-clavière, à gauche le long de la trachée et autour des deux bronches primitives, et enfin, en haut et au-dessus du tronc artériel brachio-céphalique au point où cette grosse artère passe en avant de la trachée.

Cette systématisation des pléiades ganglionnaires, dans une région étendue entre la glande thyroïde et les hiles des poumons, était trop apparente pour ne pas nous conduire à l'étude attentive des organes de la région cervicale. Le larynx est sain, ainsi d'ailleurs que la totalité des replis de la muqueuse bucco-pharyngienne. La trachée est normale, le corps thyroïde offre des altérations remarquables. Le volume de la glande thyroïde est normal ; c'est à peine si le lobe gauche paraît un peu plus bossué que le droit. En coupant ces deux lobes on trouve à droite, un noyau blanchâtre de la grosseur d'une noisette, rempli de détritus pulpeux, blanc gris, peu cohérents. Tout à côté de ce petit noyau sphérique, un second existe, moins volumineux, plus dur, rempli de masses colloïdes. Ces deux noyaux sont entourés d'une masse plus dense, comme fibroïde. A gauche, le lobe contient également, en pleine masse glandulaire, un noyau, peut-être cancéreux, gorgé de blocs colloïdes.

Le reste de la glande est normal. Les veines thyroïdiennes inférieures se portent toutes à droite et en bas, croisent perpendiculairement le tronc artériel brachio-céphalique en avant duquel elles passent pour se jeter dans le tronc veineux brachio-céphalique gauche.

Le microscope nous démontrera qu'il s'agit en effet d'un cancer du corps thyroïde, très circonscrit dans la glande, mais largement généralisé par les voies lymphatiques.

Le reste de l'autopsie fournit quelques détails fort intéressants.

Tout d'abord, les poumons méritent de nous arrêter.

Le poumon droit, emphysémateux contient dans une grosse veine pulmonaire du hile correspondant au lobe moyen, un thrombus blanchâtre, adhérent, long de 2 à 3 centimètres, sans apoplexie du parenchyme sous-jacent.

Le poumon gauche, légèrement adhérent dans toute sa hauteur, montre sa plèvre viscérale parsemée de nombreuses granulations blanchâtres, petites, miliaires, rappelant tout à fait des granulations tuberculeuses. A sa partie inférieure, en arrière, tout près du bord inférieur, se trouve un noyau cancéreux, du volume d'une grosse noix. A ce niveau, le poumon, loin d'être saillant offre au contraire un aspect rétracté, comme cicatriciel, dont le centre déprimé correspond à la partie moyenne du noyau cancéreux. Les plis concentriques à cette dépression donnent au parenchyme pulmonaire une apparence frisée, en tout comparable aux vieilles cicatrices gommeuses ou tuberculeuses anciennes. Chacun des poumons a à peu près le même poids : le gauche 550 grammes est plus lourd cependant que le droit, 525 grammes.

La rate, petite, rétractée, contient deux infarctus anciens, l'un au sommet, l'autre à la base ; elle pèse 115 grammes.

Le rein droit contient aussi une vieille cicatrice au niveau de son extrémité inférieure : il pèse 175 grammes. Le rein gauche, 180 grammes présente à son extrémité supérieure, en arrière, deux cicatrices étoilées, superficielles qui n'ont rien de néoplasique. Il est bon de remarquer qu'en dehors du noyau pulmonaire, il n'existe aucun cancer viscéral. Sauf l'utérus, dont nous allons voir les lésions, tous les organes sont intacts, et tous les organes ont été examinés.

Nous n'avons trouvé que dans une adhérence réunissant la rate au diaphragme, un petit noyau cancéreux secondaire, de la grosseur d'un petit pois.

L'utérus est atteint de deux sortes de lésions : il contient trois myômes, l'un logé sur la face antérieure du col, le second au-dessus du premier, sur la ligne médiane, en plein muscle utérin. Le troisième enfin, le plus gros des trois, était la tumeur que l'on sentait par la palpation de l'abdomen ; il est inséré sur le fond de l'utérus à droite et complètement sous péritonéal. Les dimensions de ces trois tumeurs sont, pour la première, celle d'une pomme d'api, d'une noisette pour la seconde, tandis que la troisième représente assez bien un gros cœur notablement hypertrophié.

Les autres lésions de l'utérus sont constituées par cinq polypes muqueux. Ces cinq polypes se répartissent de la façon suivante : Deux polypes pour le col, ce sont les plus volumineux ; le premier, long d'environ 5 centimètres, fait saillie dans le vagin à travers l'orifice du col ; le second, qui mesure à peine 1 cm. 1/2, s'insère à la partie la plus élevée de la cavité cervicale.

Les trois polypes du corps, petits, longs d'1 centimètre environ, s'attachent, les deux premiers au niveau de l'orifice interne de chacune des deux trompes, et le troisième le plus gros, sur la face postérieure de la cavité utérine, à sa partie la plus élevée. Aucune de ces tumeurs n'offre la moindre lésion, pouvant faire songer à une épithélioma, aucune d'elles n'est ulcérée et la muqueuse dans leur intervalle est remarquablement saine.

Enfin pour compléter l'autopsie, disons que la veine fémorale était oblitérée, ainsi que la veine iliaque externe, pas un caillot fibrineux, dur, fort adhérent que l'examen histologique a démontré pur de toute lésion carcinomateuse.

Examen microscopique par le Dr M. Letulle, agrégé.

Le cancer ne pouvait être que la tumeur thyroïdienne ou la masse pulmonaire. L'étude microscopique permet d'établir sans peine la filiation des lésions néoplasiques.

1° Glande thyroïdienne. — C'est par le corps thyroïde qu'il convient de commencer, si l'on veut suivre l'enchaînement des lésions histologiques. Le noyau cancéreux décrit dans le lobe gauche de la glande est constitué essentiellement par d'énormes cavités alvéolaires remplies d'éléments cellulaires épithéliaux polymorphes.

Ces cellules cancéreuses sont, en somme, des épithéliums thyroïdiens considérablement hypertrophiés et accumulés en détritus plus ou moins abondants, souvent lâches, dans les cavités glandulaires irrégulièrement agrandies. Seulement, suivant les points observés, aussi bien à la périphérie qu'au centre de la tumeur, tantôt les épithéliums monstrueux semblent encore tapisser d'une manière assez uniforme les parois de l'acinus; tantôt, au contraire, on voit quelques boyaux cellulaires épithéliaux, courts, irréguliers, comme infiltrés dans les espaces lymphatiques du tissu conjonctif interstitiel. On assiste alors, à la dissémination du cancer hors de son foyer d'origine.

Les noyaux des cellules cancéreuses sont souvent énormes, en voie de multiplication évidente, parfois vésiculeux, plus ou moins nombreux dans chaque élément épithéliomateux.

La tumeur épithéliomateuse, quoique peu volumineuse, comprimait néanmoins les acini voisins. Le reste de la glande thyroïde était le siège de lésions chroniques multiples, en particulier de transformations kystiques plus ou moins avancées. Ces kystes de dimensions et de formes variables sont pour la plupart remplis de matière colloïde formée manifestement aux dépens des cellules épithéliales glandulaires.

Il est bon de remarquer que les alvéoles cancéreux contiennent presque toujours une matière liquide légèrement accessible aux couleurs d'aniline, et que cette substance, muqueuse autant qu'on peut en juger, n'a pas subi la transformation colloïde.

La tumeur développée dans le lobe droit était uniquement constituée par des kystes colloïdes conglomérés dont le contenu avait subi une dégénérescence hyaline avancée. Les réactifs appropriés montrent qu'il ne s'agit pas de matière amyloïde.

2° Tronc veineux brachio-céphalique. — La veine thrombosée a été coupée en de nombreux endroits. Le plus grand nombre des coupes montre seulement une oblitération ancienne avec endophlébite végétante et tendance à l'organisation des caillots sanguins obturateurs.

Les masses fibrineuses paraissent cloisonnées par des espaces conjonctifs jeunes, parsemés de vaisseaux capillaires. Bref, si l'on s'en rapportait à ce premier aspect des lésions, on pourrait croire qu'on n'a affaire qu'à une thrombo-phlébite par compression ganglionnaire péri-veineuse.

Il n'en est rien cependant. Si l'on examine en effet les coupes portant au voisinage de l'embouchure de la veine jugulaire interne, on aperçoit un ganglion cancéreux intimement adhérent à la paroi vasculaire. Il est facile de constater que la coque fibreuse du ganglion a cédé sous la poussée des végétations cancéreuses et que les différentes couches de la veine thrombosée sont envahies par des îlots de cellules épithéliomateuses.

Ainsi s'est produite une endophlébite subaiguë à la fois végétante et cancéreuse.

On peut y apercevoir, au milieu de véritables lacs lymphatiques intra-vasculaires, d'énormes cellules épithéliales polymorphes. Celles-ci se logent même jusque dans l'intérieur des caillots fibrineux dégénérés.

3° Cancer secondaire du poumon. — Les voies de propagation du cancer de la glande thyroïde au poumon ne sont pas moins évidentes. Les coupes passant par toute la hauteur du noyau pulmonaire montrent une généralisation de l'épithélioma par les voies lymphatiques. Autour de la bronche on peut reconnaître maints canaux lymphatiques distendus, remplis de cellules cancéreuses flottant au milieu d'un liquide plutôt abondant.

Les espaces et vaisseaux lymphatiques péri-vasculaires qui accompagnent les ramifications de l'artère pulmonaire ne sont pas plus respectés et apparaissent farcis de cellules épithéliales atypiques. Les alvéoles pulmonaires eux-mêmes, du moins ceux de la plèvre, sont désagrégés. Le cancer s'infiltre aussi dans l'intimité du parenchyme respiratoire qui devient méconnaissable.

Cependant sur quelques points, la disposition alvéolaire du cancer est des plus remarquables ; on y peut reconnaître comme le squelette conservé, épaissi, des infundibula respiratoires. Le cancer devient de la sorte une série d'acini pulmonaires tapissés, d'une manière régulière, par un épithélium thyroïdien considérablement hypertrophié.

On a le droit de reconnaître dans cette disposition glandulaire acineuse, une tendance héréditaire, que s'efforcent de réaliser, partout où elles ont le loisir de le faire, les cellules glandulaires; c'est-à-dire la reproduction de l'organe générateur aux dépens duquel elles ont pris naissance et qu'elles ont abandonné, dans leurs migrations toujours en butte aux hasards de la route.

Toute monstruosité formative à part, la glande thyroïde, matrice de multiples colonies cancéreuses secondaires, tend à se reproduire à distance, dans tout organe ou tissu indifférent. Que si ce dernier est cavitaire ou creusé d'acini, ces poches préformées serviront de lit aux cellules épithéliales parasitaires embolisées. L'invasion du parenchyme pulmonaire favorise au plus haut degré la reconstitution du type glandulaire.

CONCLUSIONS

I. A côté de la forme ordinaire du cancer thyroïdien, il existe deux variétés encore peu étudiées : le cancer aigu et le cancer latent.

II. Le cancer aigu est caractérisé par sa marche excessivement rapide (de quelques semaines à quatre mois au maximum), par l'intensité des symptômes fonctionnels, surtout des troubles respiratoires, par une forte élévation de la température, phénomènes rappelant l'inflammation de la glande thyroïde et donnant lieu au diagnostic différentiel avec la thyroïdite.

III. Le cancer latent est une forme à évolution plus lente, ne donnant lieu à aucun des symptômes ordinaires du cancer thyroïdien, passant le plus souvent inaperçue pendant la vie et découverte le plus souvent seulement à l'autopsie.

IV. Le pronostic est fatal.

Dans le cancer aigu, la mort est due soit aux troubles respiratoires plus ou moins graves, soit à une sorte de cachexie aiguë.

Dans le cancer latent, elle est la conséquence de la généralisation néoplasique amenant diverses complications variables dans chaque cas.

V. Le traitement est à peu près nul.

Dans le cancer aigu, il ne pourra être le plus souvent que palliatif : seule, la trachéotomie pourra parer à une asphyxie imminente et ne fera reculer l'échéance fatale que de peu de jours.

Le cancer latent n'est justiciable d'aucune thérapeutique.

TABLE

Lyon. — Imp. Pitrat Ainé, A. Rey Successeur, 4, rue Gentil. — 11496

www.ingramcontent.com/pod-product-compliance
Ingram Content Group UK Ltd.
Pitfield, Milton Keynes, MK11 3LW, UK
UKHW021038230726
13926UKWH00004B/1537